ドクター 🤝 スタッフ

「＋患者」の
インプラント
メインテナンス

【編著】吉野敏明　田中真喜
神奈川県・吉野歯科診療所
歯周病インプラントセンター

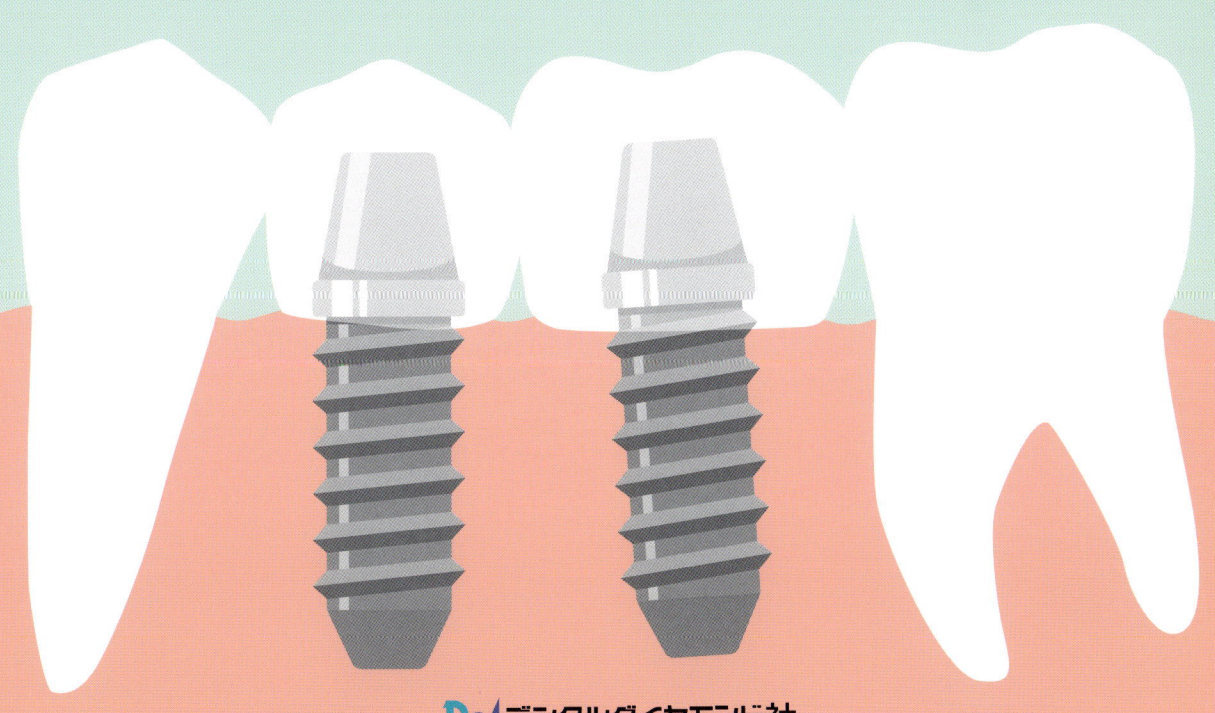

デンタルダイヤモンド社

はじめに

　日本の一般の歯科医師にもインプラント治療が定着しつつあり、また一方ではさまざまな問題が起こっています。これまでの日本の歯科治療では、他院での治療のやり直しをすることが多いのが現状です。補綴物を外して根管治療を行うなど、「歯科治療はその8割がやり直しでは？」と揶揄されることもあります。

　従来のインプラント治療は、施術した歯科医院で手術から上部構造の装着、メインテナンスを行うことが通例でしたが、現在では他院で施術したインプラントのメインテナンス、あるいは上部構造の変更をすることも多くなりつつあり、今後増加していくでしょう。

　インプラント治療後のメインテナンスでは、歯科衛生士が問題を発見することが多くあります。出血や腫脹などの炎症、清掃器具が入りにくいなどのマイナートラブル、上部構造の緩みや脱落、またインプラント周囲炎などの多くは、メインテナンスを担当する歯科衛生士が第一発見者となって、歯科医師がX線写真などで診断と施術を行うことになります。

　天然歯とは異なり、インプラントのメインテナンス時の問題点は、上部構造の変更という解決法があることが従来の補綴とは異なることであり、この点で歯科衛生士もインプラントの構造に熟知しなければなりません。また、インプラント周囲炎という、現代のエビデンスでは治療が極めて困難な疾患に関しても、治療計画の立案から外科治療、そして補綴治療まで、どの時点で問題があったのかを考察するためにも、メインテナンスに移行する前段階として一連の治療の段階を歯科医師、歯科衛生士、そして歯科技工士がともに熟知しておかなければならないのです。

　本書は、このような時代の変遷のなかで、他院で行ったインプラントも含め柔軟に対応しつつメインテナンスを行うためのガイドブックです。メインテナンスに悩む歯科医院のために、そして患者さんのために本書を活用していただければ幸いです。

2014年6月　吉野敏明

CONTENTS

はじめに …… 2

1. 歯科医師、歯科衛生士、歯科技工士らによるインプラント治療計画の立案 ●田中真喜 …………………………… 4

2. カウンセリング ── 精神管理と全身管理 ●巻島由香里　吉野敏明 ……… 22

3. 外科に至るまでの留意事項 ●吉野敏明 ……………………… 30

4. インプラント外科のアシスタントワーク ●田中良枝 …………… 38

5. 外科後の処置と偶発症の対策 ●田中真喜 …………… 42

6. インプラント印象と上部構造装着のアシスタントワーク ●田中良枝　吉野敏明 ……………………… 56

7. プロビジョナルレストレーションでの歯科技工士と歯科衛生士の連携 ●田島祥子　青柳 晃　田中真喜 …… 60

8. メインテナンス移行時のポイント ●巻島由香里 ……………… 70

9. 他院で装着したインプラントの管理 ●髙橋優子 ……………… 76

10. トラブルの発見と対策 ●田中真喜 ……………………… 82

11. メインテナンスのための上部構造の変更 ●髙橋優子 ………… 9

メッセージ …… 96　　あとがき …… 97

歯科医師、歯科衛生士、歯科技工士らによるインプラント治療計画の立案

田中真喜（歯科医師）
Maki TANAKA

1990年代初めごろまでは、残存骨量などを考慮し、インプラントのオッセオインテグレーションに最も有利なポジションにフィクスチャーを埋入し、最終補綴設計は埋入位置によって決定する「外科主導型」のインプラント治療が主流でした。しかし、治療機器や材料の進化に伴い、骨造成の術式が発達したことで、1990年代後半から機能的、審美的な最終補綴物が装着できる位置に歯槽骨や軟組織の条件を整え、インプラント埋入を行う「補綴主導型」の治療が主流になりました。治療開始前に最終ゴールを決め、想定した最終補綴物を装着するためにインプラントの埋入位置・方向・本数を決定してから実際の治療を開始する「トップダウントリートメント」の概念が生まれました。

トップダウン・トリートメント

　機能的・審美的な最終補綴物を装着するために、まず最終ゴールを定め、そこから逆算してインプラントの設計を立てるのがトップダウン・トリートメントです。治療後の最終形態を明確にし、歯周治療、歯冠修復、矯正治療などによる軟組織、歯冠形態、歯列の変化を予測したうえで最終補綴の設計を行う必要があります。そのため、治療計画を立案する段階から、歯科医師、歯科衛生士のみならず、最終補綴物を作製する歯科技工士も積極的に介入する必要があります（図❶）。

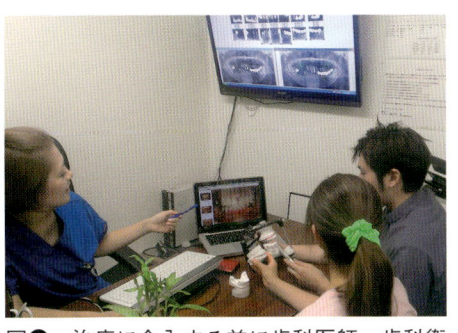

図❶ 治療に介入する前に歯科医師、歯科衛生士、歯科技工士の3者でディスカッションし、最終補綴の形態を決定する

CHECK POINT!

治療計画を立案する段階から、歯科医師、歯科衛生士、歯科技工士で話し合う必要がある。

治療計画の立案

トップダウン・トリートメントの考えに基づき、インプラントの埋入本数、位置、サイズ（太さ・長さ）、角度、埋入深度、骨造成の有無、軟組織の増大の有無、手術時期、手術方法を決定し、治療計画を立案します。はじめに、医学的に正しい方法で機能的、審美的、かつ予知性の高い方法での理想的な治療計画を立案します。この治療計画がアイディアルプラン（理想的計画）となります。

アイディアルプランで治療を進めることが理想ですが、その目標到達には多くの場合、インプラント治療だけではなく歯周、歯内、う蝕、補綴、矯正など全顎的な治療介入が必要となります（表❶）。そのため、治療期間の長期化や高額な

表❶ 全顎的な治療介入。インプラント治療を行うためにはさまざまな治療の観点から、口腔内を総合的に鑑みた治療計画を立案する必要がある

感染源の除去	歯周治療、根管治療、う蝕治療、保存不可能な歯の抜歯、不良補綴物の除去　など
環境の改善	サイナスリフト・GBRなどの骨造成、矯正治療、再生療法、切除療法　など
機能性・審美性の回復	プロビジョナルレストレーションの装着、軟組織の増大、最終補綴物　など

5

表❷ 患者の要望

精神的理由	怖いのが嫌、家族の意見
宗教的理由	他家骨は使いたくない
経済的理由	家族内の優先順位がある。○○円までしか払えない
治療方法	痛み、腫れるのが嫌、手術の回数を減らしたい
時間的制約	（旅行、結婚式など）〜までに終わらせたい

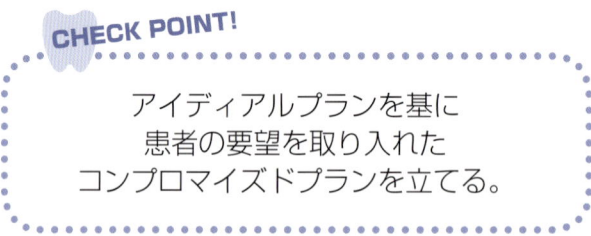

図❷ 治療計画の立案方法

治療費が必要となるなどの問題が生じるため、すべての患者にこの計画を受け入れてもらえるとは限りません。

そこで、外科的侵襲、期間、費用など患者の要望（**表❷**）をカウンセリングで十分に聞いたうえで、医学的に問題のないレベルで患者の要望を最大限に取り入れた治療計画の修正を行います。これがコンプロマイズドプラン（妥協的計画）となり、このプランに基づいて治療が行われていきます（**図❷**）。

CHECK POINT!

アイディアルプランを基に
患者の要望を取り入れた
コンプロマイズドプランを立てる。

 治療計画立案のための評価項目

1 患者評価

その患者にインプラント治療が必要であり、患者自身が望んでいたとしても、治療介入するべき患者なのか、そうではないのかを最初に見極める必要があります。

患者の性格：極度の心配性や治療に対する意思決定を自分で行えない患者などは、治療途中にドロップアウトしてしまう可能性があります。また、治療に対する過度な期待をもっている患者も治療中や治療後に不満を訴え、トラブルになる可能性があるため、治療介入は控えたほうが望ましいでしょう。

患者の精神状態：うつ病などの精神疾患を抱えている患者は、現在の精神状態が安定しているのかを評価する必要があります。病状が不安定なときには治療介入

すべきではありません。

就業・就学状態：仕事などで強いストレスを抱えているときなどに外科的侵襲が加わる治療を行うと、ストレスを増強させ、精神的に不安定になる可能性があるため、就業・就学状態を把握し、リスクのある時期を避けた治療時期の設定が必要となります。

デンタルIQ：治療への理解度や協力度が低い患者の場合は、治療中や治療後に不満を訴えてトラブルになる可能性があるため、治療介入は控えるほうが望ましいでしょう。

年齢：若年者にインプラント治療を行う場合には、20歳前後で顎骨の成長が終了し、永久歯列が完成していることが条件になります[1]。若年者にインプラント治療を行う際には、成長発育が終了したことを見極める期間を十分に設け、早急に治療介入することは避けましょう。

喫煙の有無：喫煙は創傷治癒遅延に繋がる可能性があるため、インプラント治療を行う患者は原則として禁煙してもらうことが望ましいです。禁煙できない場合には、喫煙を続けることによる治療へのリスクを十分に説明し、喫煙の継続は自己責任によるものと理解できる患者にのみ治療介入を行います。

顎関節症：顎関節症を患っている患者は、インプラント治療を行うことにより症状を悪化させてしまう可能性があるため、治療介入する際には十分な検討が必要です。

開口量：十分な開口量が確保できないと、治療機器の挿入が難しいため、治療が行えません。術前に開口量の診断もしておく必要があります。

ブラキシズム：ブラキシズムの度合いにより、オーバーロードなどの危険性があるため、ブラキシズムの有無・タイプを術前に評価する必要があります。また、術後にナイトガードを装着してインプラントを保護する必要性もあるため、術前よりナイトガードの必要性を患者に説明し、理解していただく必要があります。

2 全身状態の評価

全身疾患や自己免疫疾患などの有無を評価します。糖尿病や骨粗鬆症などの疾患は、インプラント治療の成功率を低下させる要因になる可能性があるため、疾患のレベル、コントロールの状況を把握する必要があります。また、高血圧症などの循環器系疾患患者や糖尿病などを有する患者の場合、麻酔薬の種類や手術侵襲程度、投薬など外科処置の際に制限が生じる可能性があり、コントロール下にあることが最低条件です。

長い間健康診断などを受けておらず、全身状態が不明の患者に対しては、必ず術前に血液検査や血圧測定を行い、全身疾患の有無を調べる必要があります。必

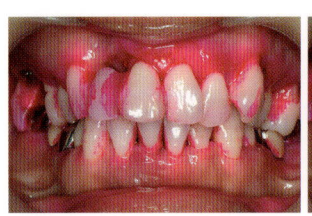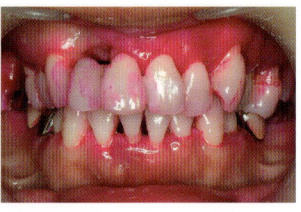

図❸ 口腔清掃指導前後。口腔清掃状態が不良な患者は、清掃状態を改善してから治療介入を行うことが望ましい。歯垢染色液で染め出しを行うなどして客観的に評価、改善を行う

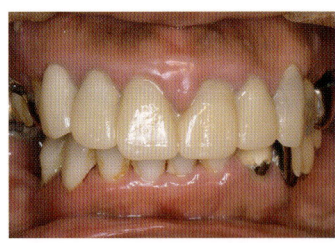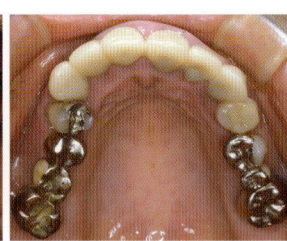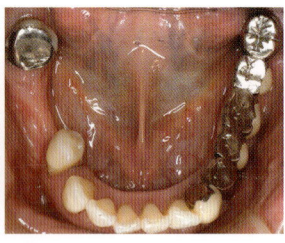

図❹ 重度の歯周病、歯列不正を認める。インプラント治療前に改善すべき項目が散見される

要があれば、内科医師と対診し連携をとることが望ましいでしょう。

3 口腔内診査

口腔内のリスクを把握し、インプラント治療前に口腔内状況の改善が必要なのかを評価します。

- 口腔清掃状態（図❸）
- 欠損や残存歯の状態（歯周病、カリエス、歯の位置異常など）（図❹）
- 歯周病細菌検査：歯周病の細菌学的リスクを判定し、リスクが高い場合にはインプラント治療に先行して、歯周病治療を行う必要があります（図❺❻）[2,3]。
- 咬合関係：臼歯部の咬合関係や、不正咬合の有無とその程度を診断します。
- 残存歯数と咬合支持数：現在の残存歯数と咬合支持数を把握し、どの部位にインプラント治療を行うのが有効なのかを判断します（図❼）。
- 顎堤の形態：顎堤の幅や高さ、凹凸の状態によってインプラント治療の難易度が大きく異なります（図❽）。
- 付着歯肉の量：天然歯同様、インプラント周囲にも十分な角化歯肉があることにより、ブラッシングなどの機械的刺激に耐え、清掃しやすい環境を整えることができます（図❾）[4]。
- 小帯の付着位置、形態（図❿）
- 口唇、歯肉、頬粘膜、舌、口蓋、咽喉、扁桃の病変の有無：カンジダなどの感

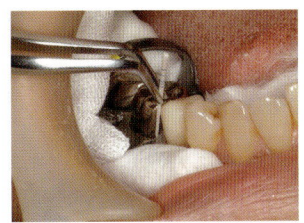

図❺ 歯周病細菌検査は原則、歯周ポケットよりサンプリングを行う

細菌検査のリスクの判定基準

	菌数	対総菌数比率
A. actinomycetemcomitans	$<10^2$	$<0.01\%$
P. gingivalis	$<10^3$	$<0.50\%$
T. forsythensis		$<1.00\%$
T. denticola		$<0.50\%$
Red complex (P.g.+T.f.+T.d.)	$<10^4$	$<1.00\%$
P. intermedia		$<2.50\%$
F. nucleatum		$<5.00\%$

図❻ 細菌検査結果と基準値。基準値を上回ると細菌学的リスクが高いと診断される。臨床症状を鑑みて歯周治療の介入を行う[3]

アイヒナーの分類

```
7 6 5 4 3 2 1 | 1 2 3 4 5 6 7
7 6 5 4 3 2 1 | 1 2 3 4 5 6 7
    ①   ②              ③      ④
```
咬合支持域

図❼ アイヒナーの分類[3]：歯の咬合接触を左・右側それぞれ大臼歯群と小臼歯群の接触で4分割し、咬合支持域の有無と支持域数で評価する分類

A：4つの支持域すべてに咬合接触のあるもの、A1：咬合支持域が4箇所あるもので欠損のない歯列、A2：咬合支持域が4箇所あるもので片顎に限局した欠損のある歯列、A3：咬合支持域が4箇所あるもので上下顎に欠損のある歯列

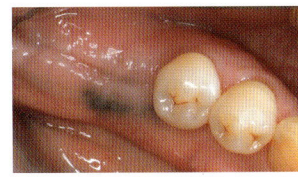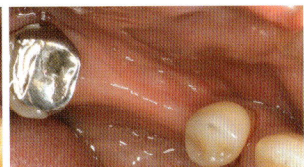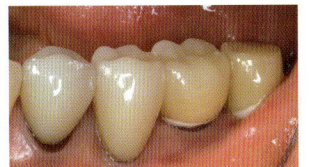

図❽ 左：顎堤の幅が十分ある症例、右：顎堤の幅が細い症例。右の症例のほうがインプラント治療の難易度は高くなる

図❾ ６７相当部のインプラント周囲に十分な付着歯肉がないため、プラークが停滞し、歯肉に発赤を認める

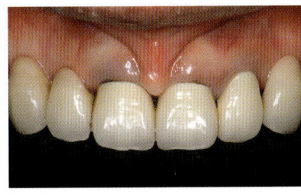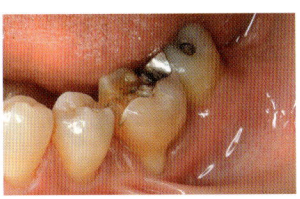

図❿ 上唇小帯、頬小帯の高位付着

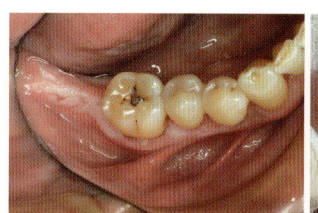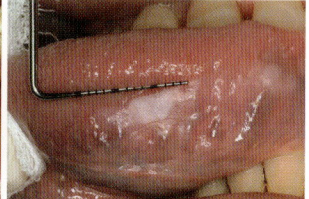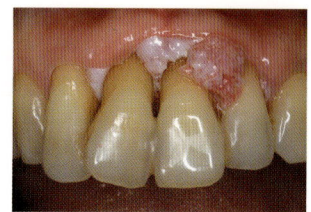

図⓫　白板症　　　　　　　　　　　　　　　図⓬　歯肉癌

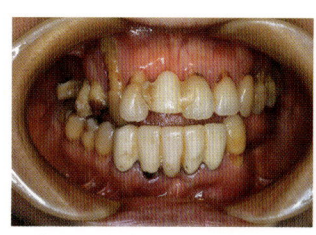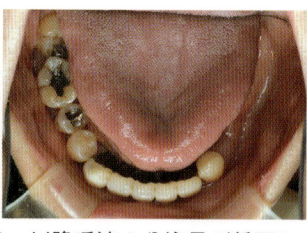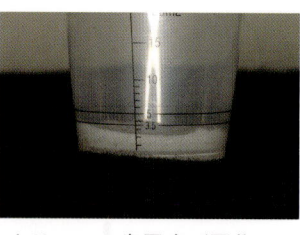

図⓭　17年前に顎下腺炎になり、以降唾液の分泌量が低下し、カリエス、歯周病が悪化した患者。初診時、口腔内は重度歯周炎や根面カリエスなどさまざまな問題があり、舌も乾燥している。5分間の刺激唾液はわずか0.8mLしかなかった

染症、白板症などの前癌病変や悪性腫瘍などがある場合は、インプラント治療は原則禁忌です（**図⓫⓬**）。
- 残存歯の咬耗状態：咬合力の判定やブラキシズムの有無を判定する項目の一つ。
- 唾液の分泌量：唾液の分泌量が少ないとプラークが停滞するため、インプラント周囲粘膜炎などのリスクとなります。また、極端に少ない場合は唾液腺の疾患やシェーグレン症候群などの自己免疫疾患、降圧剤などの薬剤の副作用が疑われるため、精査が必要です（**図⓭**）。

4 模型診査

スタディーモデルはさまざまな角度から歯列を観察できるため、口腔内ではわかりづらい情報も把握できます。トップダウン・トリートメントを行う場合、この模型上で診断用ワックスアップを行い、最終補綴の形態を決定するための重要な資料の一つです。
- 欠損部位の顎堤の状態：高径、幅径、顎堤の形態などを評価
- 対合関係：咬合平面、咬合関係、咬合高径、対合歯とのクリアランスなどを評価
- 残存歯：歯の位置、歯列の状態などを評価

5 X線診査、CT画像診断

パノラマX線写真にて中顔面から下顔面にかけての解剖学的形態や顎骨、残存歯の状態などの全体像を把握します。パノラマX線写真は前歯部や断層域から外

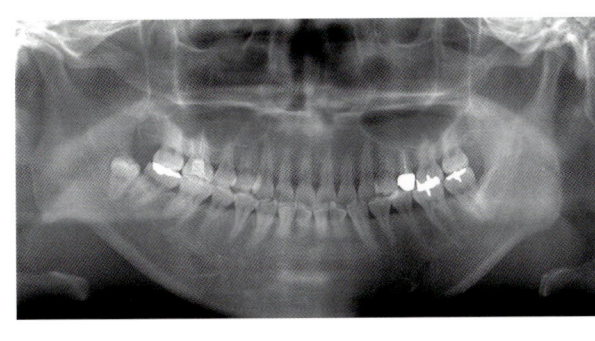

図⓮ 右と左の顎関節の形態が違う。右側でクレンチングする癖があり、右顎関節にクリックがある

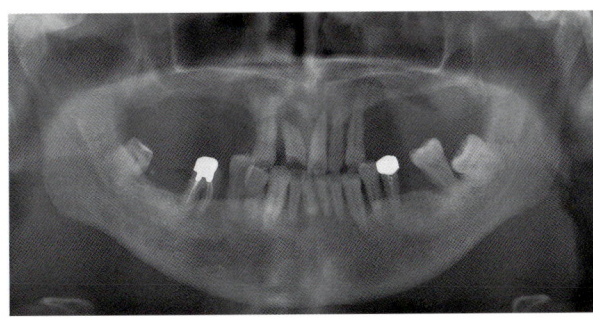

図⓯ 歯が欠損すると、上顎洞底から歯槽堤までの距離はだんだんと短くなる

単房性　　多房性

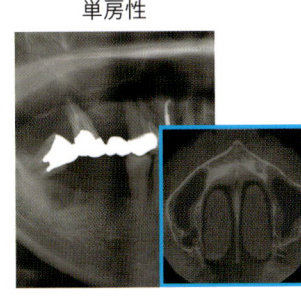
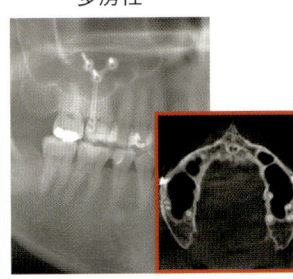

図⓰ 上顎洞の解剖学的特徴。上顎洞には単房性と多房性がある。多房性の場合はサイナスリフトの難易度が上がる

れた部位は画像が不明瞭になりやすいため、その場合はデンタルX線写真を撮影し、評価を行います。インプラント埋入部位に関してはCT画像を撮影し、3次元的な顎堤の状況や病巣の有無を確認することが望ましいでしょう。

- 欠損部の歯槽堤の骨量
- 残存歯の骨量、骨欠損状態
- 顎関節の形態と関節腔の広さ（図⓮）
- 鼻腔底、上顎洞底の位置（図⓯）
- 上顎洞の解剖学的形態（図⓰）
- 隔壁：30～40％の割合で中隔が存在する[5]。隔壁部は薄い粘膜が強く付着し

11

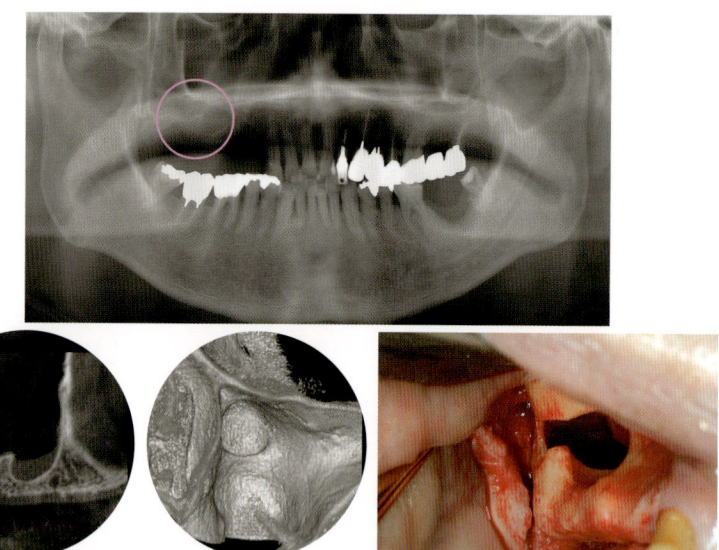

図⓱ 右上上顎洞内に隔壁を認める。CT撮影すると隔壁の部位がより鮮明にわかる

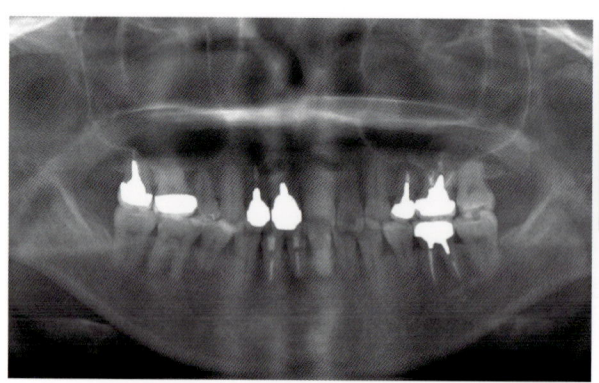
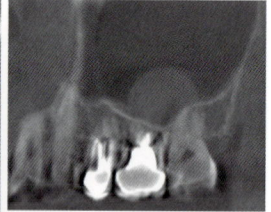

図⓲ 炎症がある場合には、必ず術前に消炎処置が必要である

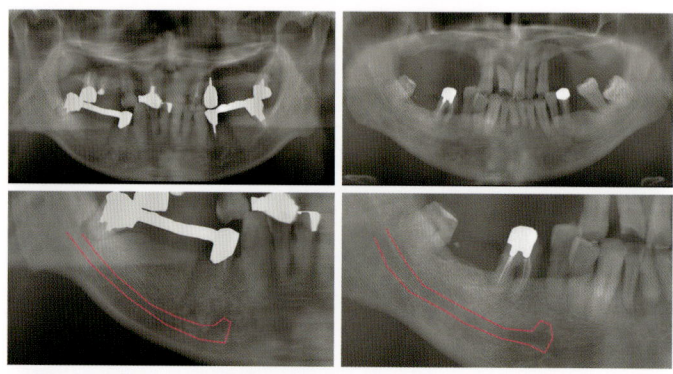

図⓳ 下歯槽管の走行位置は顎骨中央に走行している場合や、下顎下縁部に走行している場合もある。歯槽頂から下歯槽管までの距離が短い場合には、下歯槽神経損傷のリスクが高くなる

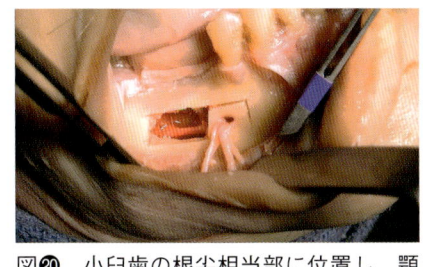
図⓴　小臼歯の根尖相当部に位置し、顎骨内を走行していた神経・血管がオトガイ孔から顎骨外へと出る

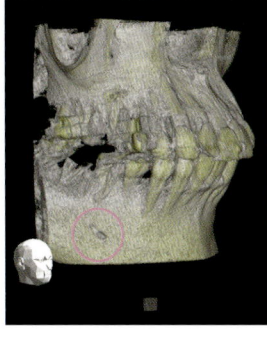
図㉑　オトガイ孔は一つとは限らないため、術前にX線写真やCTによる十分な観察が必要である

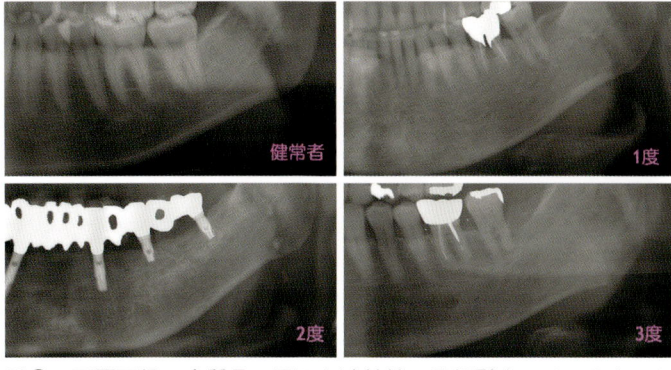
図㉒　下顎下縁の皮質骨の厚みと連続性で骨粗鬆症のリスクをスクリーニング判定する。厚みが薄く、不連続性の場合、骨粗鬆症のリスクが高い。骨粗鬆症はインプラント治療のリスク因子の一つであるため、スクリーニングの結果、骨粗鬆症のリスクが高い場合には、医科への受診が必要である

ているため、上顎洞挙上術を行う際に粘膜のパーフォレーションが起こりやすくなります（図⓱）。
- 上顎洞内の炎症や囊胞の有無（図⓲）
- 下歯槽管の走行位置（図⓳）
- オトガイ孔の位置（図⓴㉑）
- 下顎下縁の皮質骨の厚みと連続性（図㉒）

CHECK POINT!

治療計画立案のため、
さまざまな評価、診査・診断を行う。

13

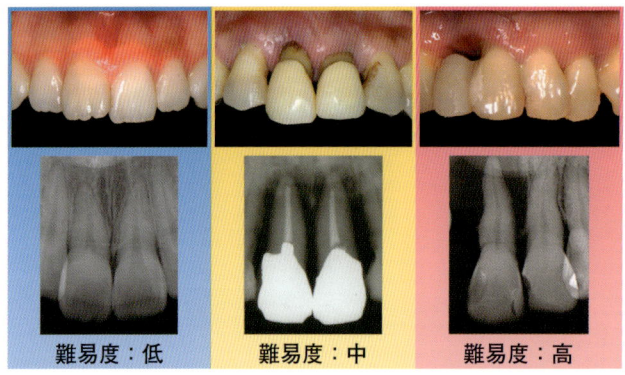

図㉓ 術前に歯間乳頭が喪失している場合には、審美的な回復を行うのは難しい

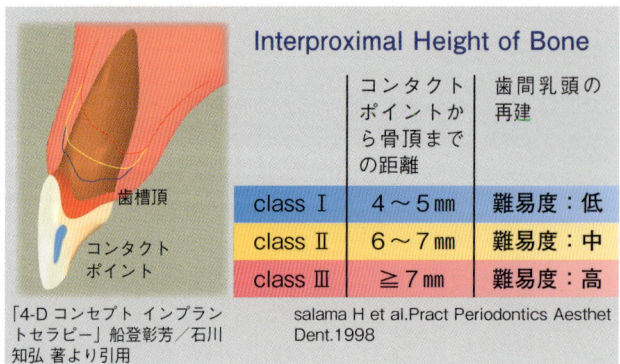

図㉔ IHBの分類

インプラント治療を行ううえで知っておかなくてはいけない評価項目

- 歯間乳頭の高さ：歯間乳頭が術前から喪失している場合は審美的な回復は難しいです（図㉓）。歯間乳頭の残存程度の確認を行います。
- 隣在歯の骨の高さ（IHBの分類[6]）：コンタクトポイントから骨頂までの距離により、歯間乳頭の再建の難易度が異なります（図㉔）。
- バイオタイプ[4]：歯肉の厚みと形態を分類。Thick-Flatは歯肉の厚みがあり、平らな形態をしているため、歯肉は安定しています。Thin-Scallopは歯肉の厚みが薄く、スキャロップ形態が強いため、歯肉は不安定で歯肉退縮を起こしやすいです（図㉕）。
- Maynardの分類[4]：歯肉と骨の厚みの分類。TypeⅠが最も安定しており、TypeⅣが最も不安定な状態で、歯肉退縮を起こしやすいです（図㉖）。
- 唇側骨の厚み：インプラントを長期に安定させるためには、周囲に2mm以上骨の厚みが必要です（図㉗）[7,8]。そのため、抜歯窩の唇側骨の厚みが十分でない場合には、そのままの状態では審美的な結果を得ることが難しいため、イン

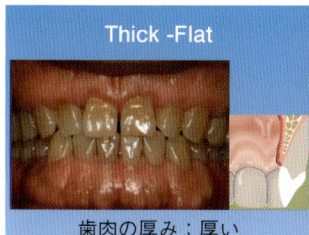

図❷⑤ バイオタイプと形態を分類

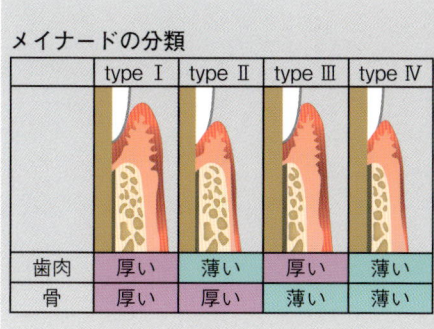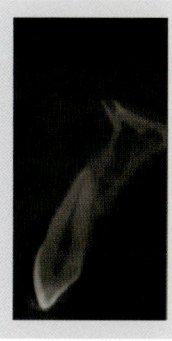

図❷⑥ 部位によっては唇側の骨の厚みがほとんどない場合もある

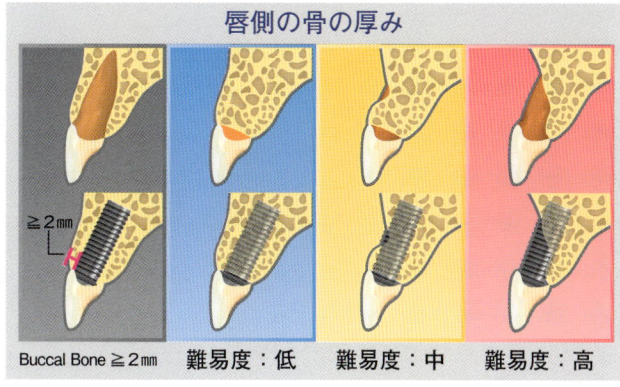

図❷⑦ 術前に骨幅がない場合は、インプラント唇側に十分な骨の厚みを確保できないため、審美的な結果を得るためには、GBRなどの処置を行ってから待時埋入する必要がある

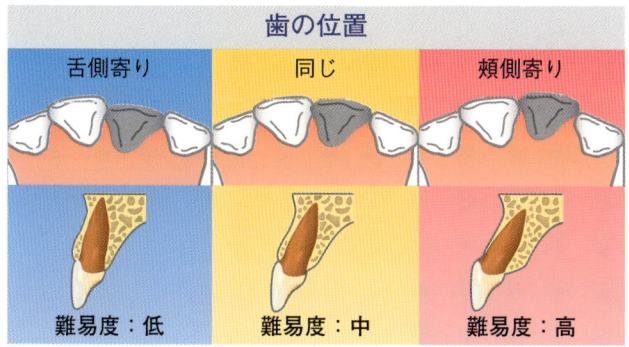

図❷⑧ 術前に歯根が唇側傾斜している場合、唇側の骨の厚みが薄いため、十分な骨幅を獲得するには不利な条件である

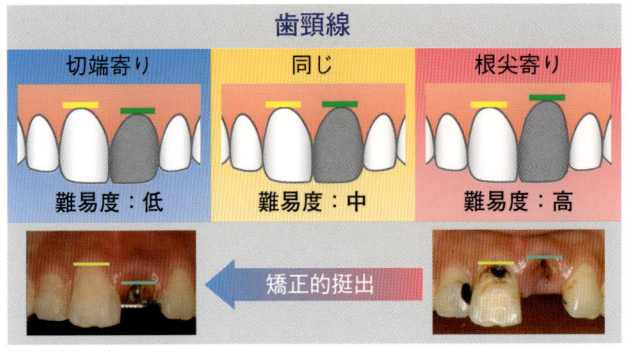

図㉙ 術前に歯頸ラインが反対側同名歯よりも根尖側にある場合には、矯正的挺出を行い、歯頸ラインを歯冠側に移動することで、問題を解決できる

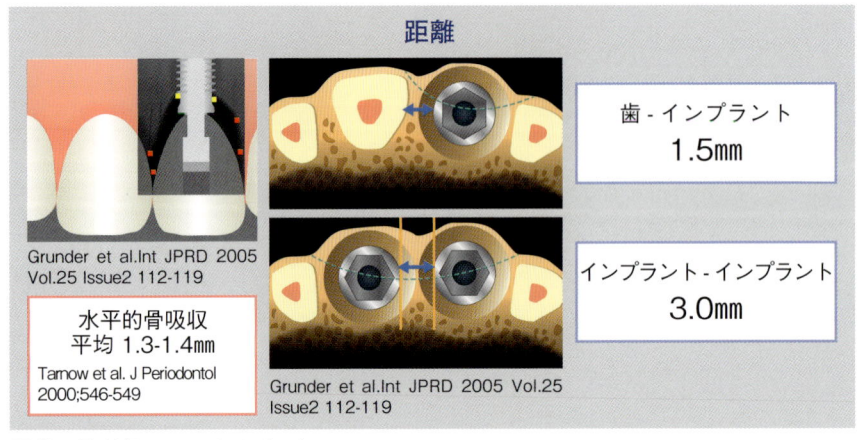

図㉚ 骨吸収のソーサリゼーション

プラント前にGBRを行う必要があります[7,9]。
- 歯の頬舌的ポジション：抜歯予定の歯のポジションが唇側（頬側）にある場合、必然的に残存する唇側骨の厚みが薄くなり、埋入の難易度が上がります（図㉘）。
- 歯頸ライン：抜歯予定の歯の歯頸ラインは最終補綴の形態や左右対称性を大きく左右します。反対側同名歯より歯冠側に歯頸ラインがあることが望ましいでしょう。根尖側にある場合には、抜歯前に矯正的挺出を行い、軟組織の増大を図ることにより問題解決が可能となります（図㉙）[7,10]。
- 歯間距離：1997年にHermannらは、インプラント埋入後骨のリモデリングがスタートすると、垂直的に約1.5〜2.0mm、水平的に1.0mmの骨吸収が生じ、骨のソーサリゼーションという現象が起きると報告しています（図㉚）[11]。インプラント周囲骨のソーサリゼーションを考慮して、インプラントと天然歯間は最低1.5mm、インプラントとインプラント間は最低3mm距離をあける必要があります[12,13]。

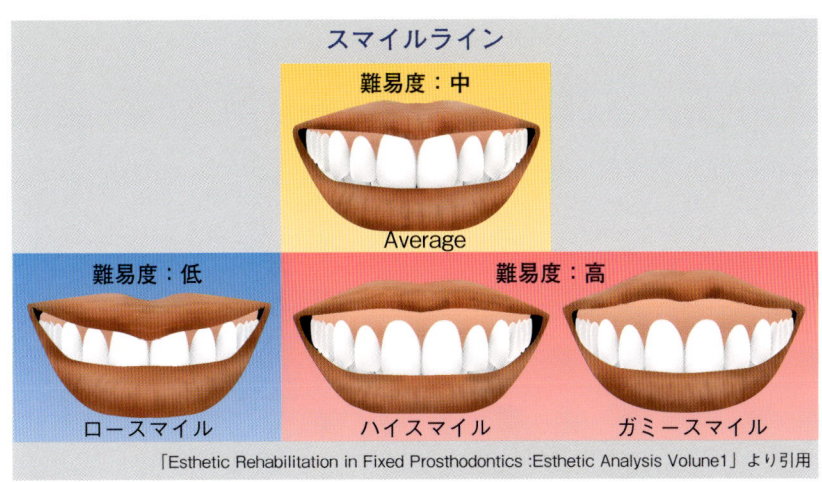

図㉛ ハイスマイルや、ガミースマイルの場合、歯肉が見える分量が多いため、ロースマイルやアベレージスマイルに比べ軟組織に対する配慮をより細かく行う必要がある

表❸ 軟組織・硬組織の状態により、即時埋入なのか待時埋入なのかタイミングが異なる。それにより、治療期間も大きく異なるため、どのタイミングでどの処置を行うのか、綿密な計画が必要である

	唇側骨の厚み	抜歯即時埋入の適応	インプラント埋入術式
class Ⅰ	十分な厚みがあり、歯肉も厚い	可	フラップレスでの抜歯即時埋入
class Ⅱ	十分な厚みがあるが、歯肉が薄い	可	結合組織移植を併用した抜歯即時埋入 または 抜歯即時埋入後、結合組織移植
class Ⅲ	不十分である しかし、抜歯窩の骨が温存できており、インプラント埋入が骨のハウジング内に可能である	可 （制約がある）	結合組織移植、GBRを併用したインプラント埋入 または GBRを併用したインプラント埋入後に結合組織移植
class Ⅳ	不十分である 骨のハウジングからインプラントが逸脱してしまう	不可	GBR後に待時埋入

- スマイルライン（図㉛）[14]
- 埋入のタイミング（表❸）[7, 9]

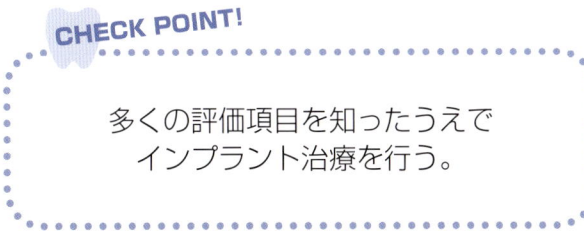

CHECK POINT!

多くの評価項目を知ったうえで
インプラント治療を行う。

17

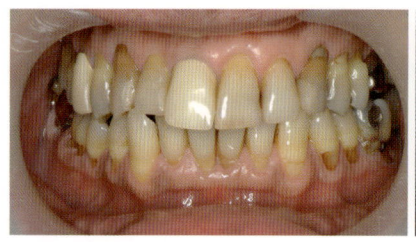
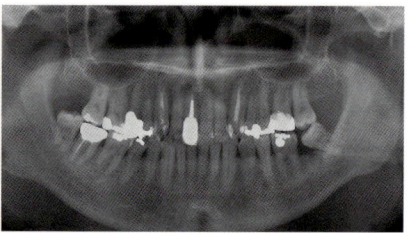

図㉜ 48歳、男性、喫煙者

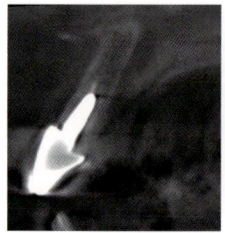
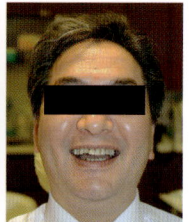

図㉝ CT画像と患者の顔貌

表❹ 各診査項目の評価

診査項目	状況	難易度
歯間乳頭	喪失なし	中
IHBの分類	Class Ⅱ	高
biotype	Type Ⅲ	高
唇側骨の厚み	薄い	中
反対側同名歯との唇舌的な歯の位置	同じ	低
歯頸ライン	切端寄り	低
両隣在歯との距離	問題なし	低
スマイルライン	Low	低

実際の症例を用いて治療計画の立案

　患者は48歳、男性、喫煙者です。1⏋の痛みを主訴に来院しました（図㉜）。唇側中央部に深い歯周ポケットがあり、歯根破折を起こしていました。1⏋は保存不可能と診断し、インプラント治療を行う計画を立てました。

　全顎的に軽度の歯周炎に罹患しており、臼歯部に歯列不正と右側方ガイド時に1⏋と臼歯部の緩衝が認められました。咬耗とアブフラクションを認め、夜間のブラキシズムを疑いました。患者に矯正治療を含めた全顎的な治療を提案しましたが、今回は局所のみの治療を希望されたため、ブラキシズムに対しては3⏋の補綴治療を行い、側方運動時のガイドとナイトガード装着で対応することにしました。

　1⏋のインプラント治療に先立ち、術式を決定するための診査を行いました。CT撮影の結果、唇側に骨壁がほとんどないことがわかりました（図㉝）。

　各診査項目（表❹）を考慮した結果、GBRとCTGを併用した抜歯即時埋入の術式をとることとしました[7, 9]。手術に先立ち、1⏋は矯正的挺出を行うことにしました（図㉞）。矯正的挺出を行うメリットとしては[7, 10]、以下の4点が挙げられます。

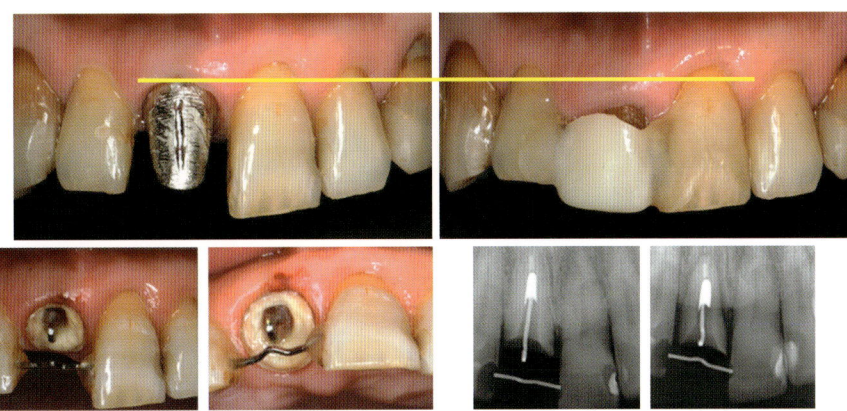

図❸ 矯正的挺出を行い、3ヵ月の保定期間を設けた後に外科処置へ移行した

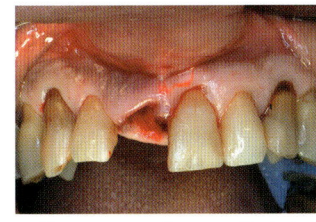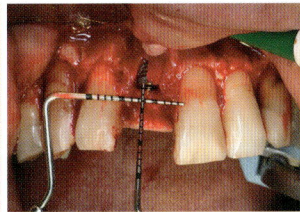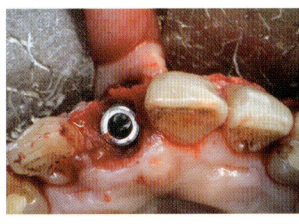

図❸ フラップレスで抜歯と抜歯窩の掻爬を行った後にフラップを剝離・翻転し、フィクスチャーを埋入した

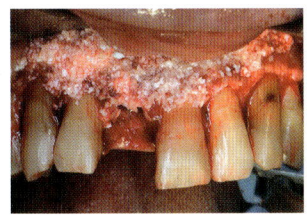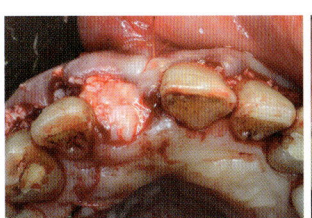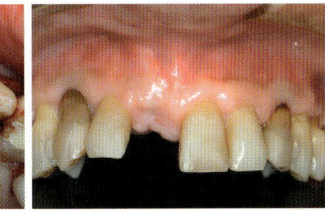

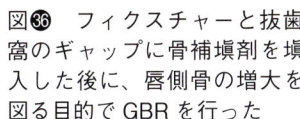

図❸ フィクスチャーと抜歯窩のギャップに骨補塡剤を塡入した後に、唇側骨の増大を図る目的でGBRを行った

図❸ その後、抜歯窩の閉鎖と唇側の軟組織の増大を図る目的で結合組織移植を行い、フラップを閉鎖した。術後4ヵ月、良好な治癒を辿っている

①抜歯後の唇側骨頂部の吸収に伴う歯肉退縮を補える
②インプラント径と抜歯窩のギャップを小さくできる[15, 16]
③根尖方向により確実な初期固定を得ることができる
④抜歯が容易になる

　矯正的挺出後、3ヵ月の保定期間後、外科処置へ移行しました。4ヵ月の治癒期間を経た後にプロビジョナルレストレーションの作製・装着に至りました（図❸～❸）。術後の経過は良好で、審美的な回復が図れました（図❹❹）。

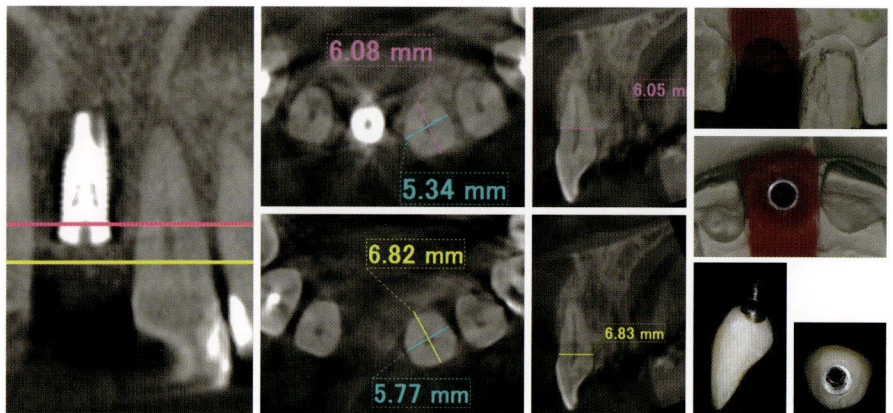

図❸ 反対側同名歯のCTデータと術前の診断用ワックスアップを参考に歯根形態を付与したプロビジョナルレストレーションを作製した

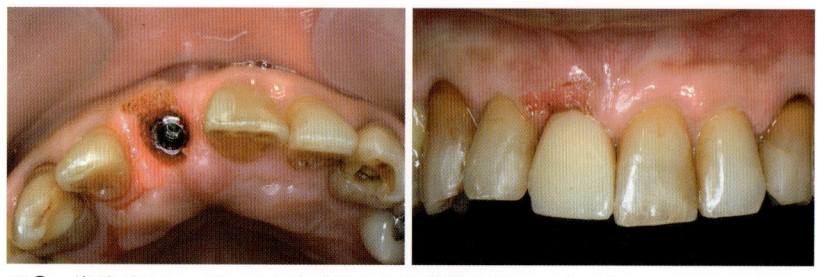

図❹ 炭酸ガスレーザーで2次手術と歯肉整形を行い、プロビジョナルレストレーションを装着した

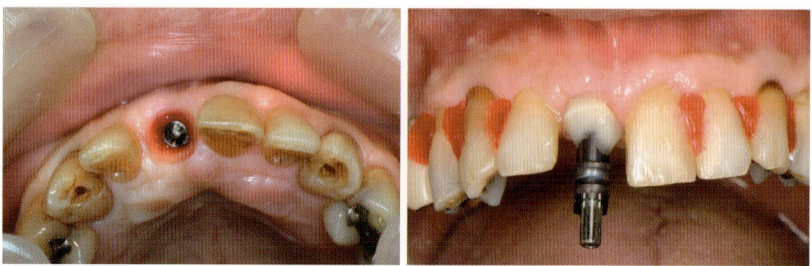

図❺ 歯肉の形態が安定したところで、プロビジョナルレストレーションの歯根形態をトレースしたカスタムインプレッションポストを使用して最終補綴の印象採得を行った

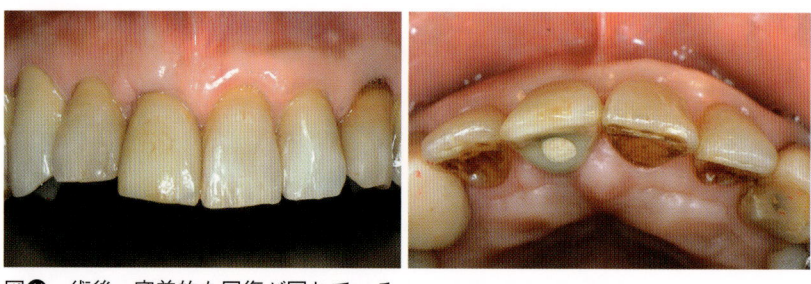

図❻ 術後。審美的な回復が図れている

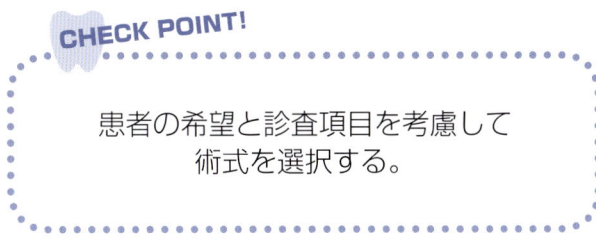

患者の希望と診査項目を考慮して
術式を選択する。

【参考文献】

1) 日本口腔インプラント学会：口腔インプラント治療指針．医歯薬出版，東京，2012.
2) 和泉雄一，吉野敏明，編著：インプラント周囲炎を治療する．医学情報社，東京，2012.
3) 三辺正人，吉野敏明：細菌検査を用いた歯周治療のコンセプト．医学情報社，東京，2007.
4) 小野善弘，他：コンセプトをもった予知性の高い歯周外科処置．クインテッセンス出版，東京，2001.
5) 髙橋 哲：インプラント治療の骨造成法，医学情報社，東京，2010.
6) Salama H, Salama MA, Garber D, Adar P: The interproximal height of bone: a guidepost to predictable aesthetic strategies and soft tissue contours in anterior tooth replacement. Pract Periodontics Aesthet Dent, 10(9): 1131-1141, 1998.
7) 船登彰芳，石川知弘：4-Dコンセプトインプラントセラピー．クインテッセンス出版，東京，2008.
8) Buser D, et al: Optimizing esthetics for implant restorations in the anterior maxilla: anatomic and surgical considerations. Int J Oral Maxillofac Implants, 19 Suppl: 43-61, 2004.
9) Funato A, et al: Timing, positioning, and sequential staging in esthetic implant therapy: a four-dimensional perspective. Int J Periodontics Restorative Dent, 27(4): 313-323, 2007.
10) Salama H, et al: The role of orthodontic extrusive remodeling in the enhancement of soft and hard tissue profiles prior to implant placement: a systematic approach to the management of extraction site defects. Int J Periodontics Restorative Dent, 13(4): 312-333, 1993.
11) Hermann JS, et al: Crestal bone changes around titanium implants. A radiographic evaluation of unloaded nonsubmerged and submerged implants in the canine mandible. J Periodontol, 68(11): 1117-1130, 1997.
12) Tarnow DP, et al: The effect of inter-implant distance on the height of inter-implant bone crest. J Periodontol, 71(4): 546-549, 2000.
13) Grunder U, et al: Influence of the 3-D bone-to-implant relationship on esthetics. Int J Periodontics Restorative Dent, 25(2): 113-119, 2005.
14) Mauro Fradeani: Esthetic Rehabilitation in Fixed Prosthodontics, Volume 1 Esthetic Analysis: A Systematic Approach to Prosthetic Treatment. Quintessence Publishing, 2004.
15) Wilson TG Jr., et al: Implants placed in immediate extraction sites: a report of histologic and histometric analyses of human biopsies. Int J Oral Maxillofac Implants, 13(3): 333-341, 1998.
16) Botticelli D, et al: The jumping distance revisited: An experimental study in the dog. Clin Oral Implants Res, 14(1): 35-42, 2003.

カウンセリング
―― 精神管理と全身管理と

巻島由香里(歯科衛生士)　**吉野敏明**(歯科医師)
Yukari MAKISHIMA　　Toshiaki YOSHINO

> 外科手術には、誰しも少なからず恐怖心や不安感が伴うものです。そこで、術前の患者の精神ケアが重要となります。精神ケアをするために、患者から心身の状態を聴き取ること、逆に患者の話を聞き入れること、双方を行ってインプラントに対する不安や恐怖心を抱えた患者が、安心してインプラント治療に臨めるよう、心身の環境を整えましょう。

患者の精神管理

1 問診

　問診による主訴や現病歴の把握はもちろんですが、より詳細な患者の全身状態を聴き取ることで、安全なインプラント治療を提供することにつながります。ですが、現在の歯科治療においては、患者が初診時にすべてのことを話してくれるケースは少ないのが現状です。「初診時に問診をとったから大丈夫だろう……」と安心してインプラント治療が行えるわけではありません。そのため、毎回の来院時には必ず患者の身に変化はないかを問診することが重要になります。

　問診は主に内科的問診と精神科的問診の2つに分けられます（**表❶**）。内科的問診は、薬剤の種類や投与量、投与方法の決定など、体の治療に対する反応性の参考にするためのもので、医療では基本的な問診です。

表❶　内科的・精神科的問診による全身疾患のリスクアセスメント

内科的問診	身長・体重・既往歴・現病歴・アレルギーの有無・免疫傾向・2親等以上の家族歴・排泄間隔と状態・妊娠・月経　etc. ▶薬剤の種類・投与量・投与方法の決定
精神科的問診	学業・就業状態・精神状態・家族との関係 ▶精神状態の把握と対応（心もケア）に応用

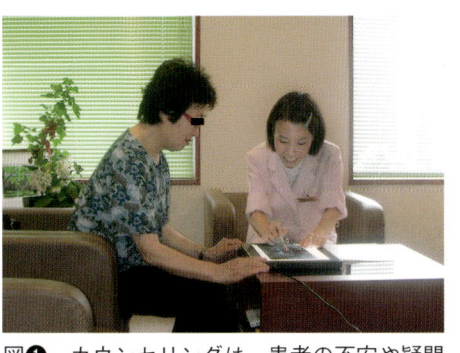

図❶　カウンセリングは、患者の不安や疑問がなくなり納得するまで、数回にわたり行う

　精神科的問診は、家庭環境であったり、経済的な面であったり、治療計画を立てるうえでも参考になりますが、主な目的は患者の心のケアに応用するための問診です。

　問診は、実際に患者が問診票に記入した内容がすべてとは限らず、患者自身の判断で"歯科治療には関係がない情報"と思い込んで記載がないこともあります。そのため、問診票に書かれた内容を確認する意味を含め、再度必ず患者から直接聴き取るようにします。

2 カウンセリング

　インプラント手術の前には、患者が安心して外科処置を受けられるような環境を作ることが必要です。カウンセリングでは、やはり患者に最も近い立場にいる歯科衛生士が主となって行うことが望ましいです。歯科衛生士がカウンセリングを行い、患者の意見も聞き、話し合う環境を作ります。そこで信頼関係を築いて患者に安心感をもたせてから手術に臨むのが一番です。カウンセリングは一度だけでなく、毎回の来院時に少しでもコミュニケーションを図るべく、必ず患者と話をする時間を設けます（図❶）。その結果、自然と患者が安心して外科処置が受け入れられるような環境に変化することもあります[1]。

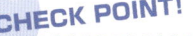

CHECK POINT!

問診とカウンセリングは、
患者の来院時に毎回行う。

患者の全身管理

　術中はバイタルサインを読み取り、患者の全身状態を把握します。バイタルサインは、外科処置やSRPを含む観血処置の際、全身疾患をもつ患者の場合、とくに注意を払う必要があります。なぜなら、術中に患者の体に急変が起こるリスクを伴うからです。バイタルサインは、体に何らかの異常が生じると敏感に反応して変化します（**図❷❸**）。

　人間は不快、不安、緊張、恐怖を感じているときは、交感神経が優位になり、患者が痛みを感じているときには、血圧が上昇し、心拍数は増加します（**表❷**）。

　逆に、副交感神経が優位になっているときは、精神的にリラックスしていることがほとんどで、術中に急激な血圧低下や徐脈になった場合には、ショック状態に陥っていることも考えられます[2]。

図❷ 術中はバイタルサインから心身の変化を読みとる

表❷　バイタルサイン

成人の正常値	
脈拍	60～80回/分
呼吸	15～20回/分
血圧	120～130/70～80mmHg
体温（腋下温）	36～37℃

バイタルサインとは、人間が生きている状態を示す重要な徴候であり、「呼吸」「脈拍」「血圧」「意識」「体温」の5つをさす[9]。

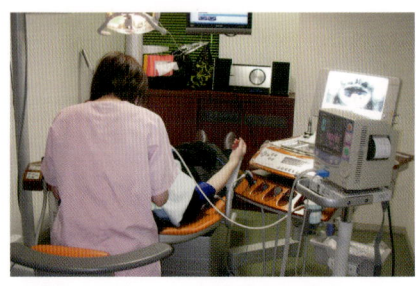

図❸ 恐怖心や不安感の強い患者に対してバイタルサインの変化を観察しながらスケーリングを行っている様子

CHECK POINT!

バイタルサインは、
体の異常に敏感に反応する。

症例：全身管理下でのインプラント治療

　患者は、61歳の女性で、非喫煙者です。下顎前歯部が食事中に突然グラグラしたとの主訴で、不安になって来院しました。主訴部位は2005年10月に連結クラウンを装着し、現在に至っていました（図❹〜❼）。

　家族歴に全身的特記事項はなく、医科的既往歴、歯科的既往歴の詳細な問診か

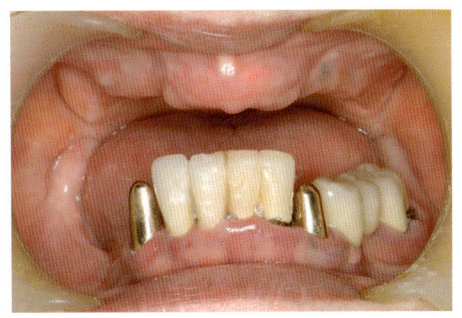

図❹　初診時。残存している下顎前歯部には多量のプラーク付着、歯肉の発赤、腫脹を認めた。￣4|6￣にはフィステルが認められ、下顎は￣3|3￣支台のコーヌスデンチャーを装着していた

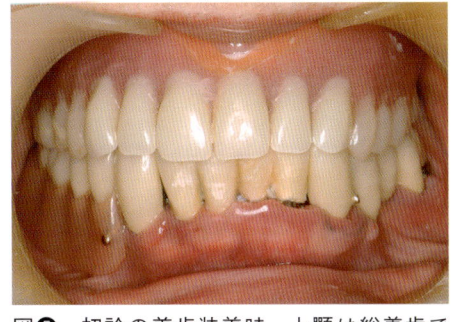

図❺　初診の義歯装着時。上顎は総義歯で、装着時は上下顎の正中があっておらず、排列が不適切であった。40代のころから約20年間義歯を装着していたため、顎堤の吸収が著しく、フラビーガムが認められ、義歯は安定していなかった

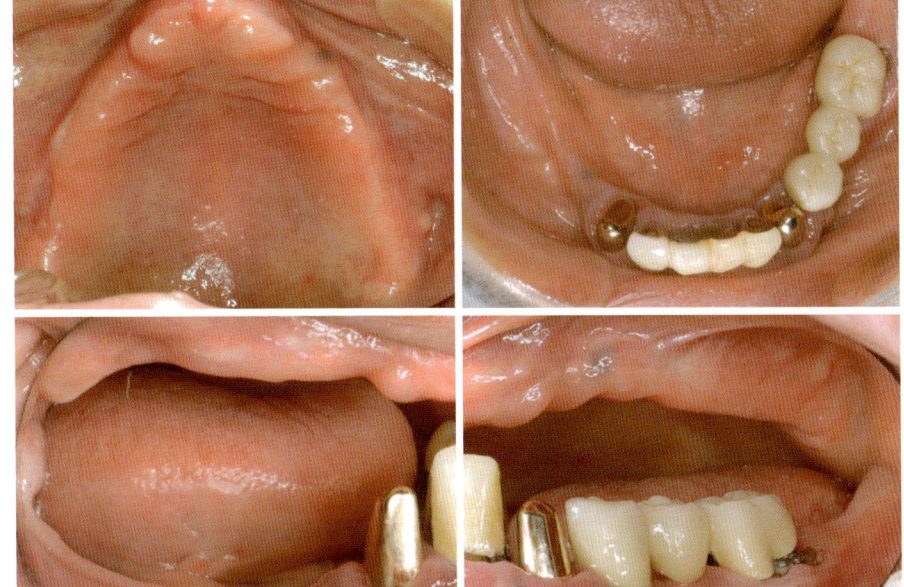

図❻　舌にしわがなく、プラークの付着、粘膜の乾燥状態から唾液分泌量が少ないと考えられ、カリエスリスクが高いことも推察された

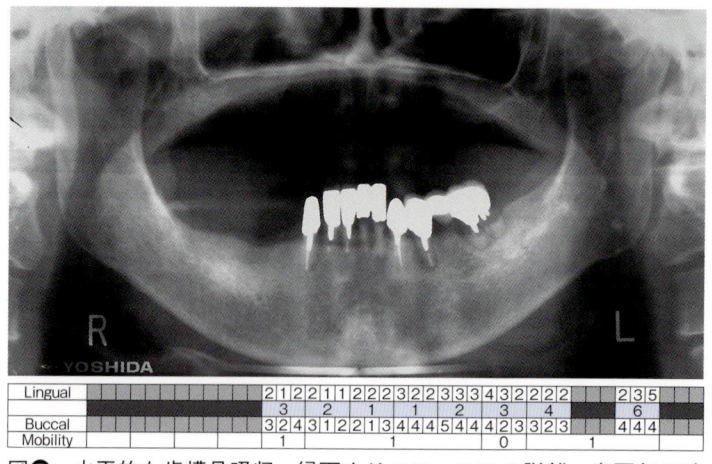

図❼　水平的な歯槽骨吸収、縁下カリエス、コアの脱離、歯冠部の破折が認められ、ほぼすべての残存歯が保存不可能であった

　ら、患者は30代前半に3人の子育てからくる疲労とストレスが重なり、突然胸が苦しくなったのをきっかけに循環器科を受診したところ、完全房室ブロックで徐脈となっていると診断されました。その後、人工ペースメーカーの植え込み手術を受けており、2007年までに5度の心臓手術を受けていました。

　歯科には定期的に受診しており、20～30代のころにカリエス治療で通院していたにもかかわらず、40代では二次カリエスや歯周病が原因で徐々に抜歯されてしまったようです。部分床義歯を装着するようになってから口腔内が乾きやすくなり、内科を受診した際、シェーグレン症候群が疑われて現在まで経過しており、58歳のときに骨粗鬆症の境界値であると診断を受けています。上顎は総義歯になり、患者いわく、"主訴である下顎前歯の連結クラウンを装着した後、数年で体調不良のことが多くなり、免疫力も低下してきている"とのことでした。

　初診時のX線所見からすべての残存歯が保存不可能であり、口腔内が乾燥しやすいことや義歯の安定が得られるだけの顎堤もなかったことを考慮して、インプラント治療を推奨しました。患者は痛みに弱く、極度の怖がりであり、インプラント治療に対しての不安感・恐怖心は拭えず、消極的でした。そのため、数回のカウンセリングを行って各々の問題点に対応策をリストアップし、解決法を提示することで治療の同意を得ました（表❸）。

　治療計画に基づき、歯周基本治療に先立った全身管理のための問診と検査を行いました。問診から患者の免疫傾向や薬剤に対する体の反応やアレルギー傾向を詳細に聴き取りました。

　これまでの歯を失ってきた経緯からも、患者は重度の歯周病に罹患しているこ

表❸ 患者の問題点と対応策

全身的	全身管理下で治療を行い、患者の安全を確保することができ、口腔乾燥症に対してはヒアルロン酸洗口液の使用や、術中は口腔内が乾燥しないよう頻繁な洗浄を行うこととした
ペースメーカー装着による細菌性心内膜炎のリスク、口腔乾燥症	
局所的	歯周基本治療を行い、細菌性心内膜炎のリスクも考慮し、経口抗菌療法を併用することとした
特異的歯周病原細菌の検出	
精神的	静脈内鎮静法の併用、手術の回数はできるだけ少なくし、患者の苦痛を軽減することを考えた
痛がり、怖がり、意志、決断力が弱い	
費用的	患者とも相談した結果、最終的に上顎はフルデンチャーを再製し、下顎のみフルインプラントブリッジにすることとした
全顎的にインプラント治療を希望しているが、費用に限りあり	

表❹ 細菌検査結果（PCR-Invader法）。Red Complex が高い比率で検出された

2007年7月30日	菌数	対総菌数	基準値	
総菌数	680,000			
A. actinomycetemcomitans	10未満	0.00%	<0.01%	
P. intermedia	10未満	0.00%	<2.5%	
P. gingivalis	22,000	3.24%	<0.5%	Red Complex 7.2% （基準値＜5.0%）
T. forsythia	25,000	3.68%	<0.5%	
T. denticola	1,900	0.28%	<5.0%	

とが推察され、この状況でインプラント治療を行ったとしても、天然歯同様に歯周病に罹患してしまうリスクが予想されました[3]。また、人工ペースメーカーを装着していることで、歯周病原細菌の存在が細菌性心内膜炎を引き起こすリスクとなるため[4,5]、細菌検査を行いました。

結果、*Porphyromonas gingivalis*、*Tannerella forsythia*、*Treponema denticola*（=Red Complex）が検出されました。Red Complexの検出限界値が5％未満なのに対して比率が7.2％であったため、重度の歯周病であることが疑われました（表❹）。

患者の細菌性心内膜炎の予防と菌血症の回避を念頭におき、早期の原因菌の除菌と進行中の歯周組織破壊からの脱却のため、担当医により抗菌療法併用の歯周基本治療が選択されました[6]。

抗菌療法と並行して Full Mouth Disinfection（FMD）を行い、抗菌療法終了時には歯肉の炎症は著しい改善を認めました。

歯周基本治療後の再評価では、すべての歯周病原細菌は検出限界以下となり、インプラント治療へ移行しました[7,8]。

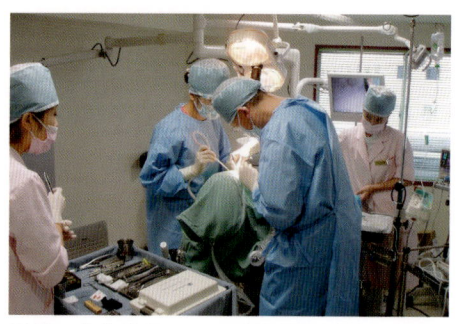

図❽　全身管理下での手術中の様子。術者・アシスタント・外回りアシスタント・記録者の4人で手術を行った

　手術当日は、口腔内の清掃と消毒を行うと同時にバイタルサインのチェックも行い、体調に問題がないことを確認しました。患者の細菌性心内膜炎のリスクに備え、全身管理下での手術のため、術前に患者の全身的評価の最終確認を行いました。患者は手術に対して極度の不安と痛みの恐怖心をもっており、過度の緊張から急激な血圧上昇や頻脈になることが予測されたため、静脈内鎮静法も用いました。患者の万が一の急変に備え、鎮痛薬、降圧剤、昇圧剤などを担当医の指示で速やかに輸液への投与薬剤が追加できるよう準備をして、手術を開始しました。
　手術は、術者（担当医）、アシスタント（担当歯科衛生士）、外回りアシスタント、バイタルサインを監視する記録者の4人で行いました（図❽）。術中の記録者が、バイタルサインの変化を注意深く観察し、薬剤の種類と投与量の記載、分単位での患者の体調を記録しました。
　手術は、患者の精神的・肉体的負担を考慮して最小限の侵襲に留めるために静脈内鎮静法を用いたことで、2度の手術ですべての外科処置を終えることができました。
　1回目の手術で、3|3を除くすべてを抜歯し、インプラント4本、テンポラリーインプラントを埋入しました。骨のある7|7相当部は即時荷重、骨の少ないところはGBRを行い、2回法でインプラントを埋入しました。1回目の術後から下顎はコーヌスデンチャーからテンポラリークラウンの装着に変更しました。
　2度目の手術で、残存していた3|3に抜歯即時でインプラントを埋入し、テンポラリーインプラントの除去、二次オペと角化歯肉獲得のための遊離歯肉移植術を行いました。
　その後の治療では上顎の総義歯を新製し、下顎のインプラント最終上部構造を作製しました。下顎のフルインプラントブリッジは、歯冠形態が長い構造であるため、舌側はヘッドが湾曲したワンタフト形態の歯ブラシを使用し、プラークコ

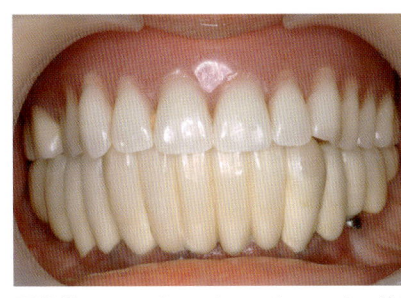
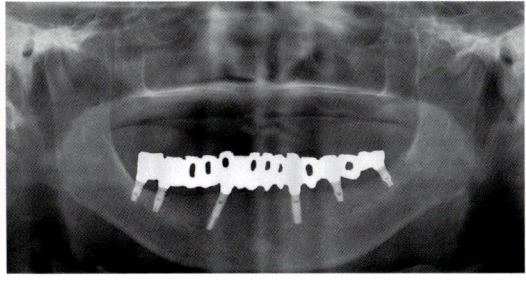

図❾❿ 2009年メインテナンス時。体調に問題はなく経過は良好である

ントロールは良好に維持されています。

現在はメインテナンスへ移行し、経過は良好です（図❾❿）。

安全に、そして患者が安心してインプラント治療を受けられる環境作りを行うために、カウンセリングによる精神ケアと全身管理は重要です。

CHECK POINT!

治療に消極的な患者であったが、
カウンセリングで問題点をリストアップし、
解決法を提示することで治療の同意を得た。

【参考文献】

1) 金子 至, 三辺正人, 吉野敏明, 渡辺隆史, 編：DHstyle 増刊号　歯周1st　ペリオ治療の疑問をスピード解決！. デンタルダイヤモンド社, 3（10）：54, 2009.
2) 巻島由香里：歯科衛生士が知っておくべき全身疾患に関わる薬の知識. DHstyle, 5（1）：78-83, 2011.
3) 穂坂康朗, 関口一実, 斉藤 淳, 木暮隆司, 中川種昭, 山田 了：プラークのイヌインプラント周囲組織に及ぼす影響について－臨床・細菌学的検索－. 日歯周誌, 38：339-345, 1996.
4) Naidu R, O'Rourke RA（O'rourke Fuster V, Alexander RW, Roberts R, King III SB, Wellens HJ）：36 Infective endocarditis（Hurst's the Heart: Manual of Cardiology）, 10th International edication. McGraw-Hill, New York, 2001: 593-615.
5) 沼部幸博, 和泉雄一：歯科衛生士のためのペリオドンタルメディシン. 医歯薬出版, デンタルハイジーン別冊：28, 83, 2009.
6) 三辺正人, 吉野敏明：細菌検査を用いた歯周治療のコンセプト－リスクコントロールとしての抗菌療法. 医学情報社, 東京, 2005：98-99.
7) 吉野敏明, 他：リアルタイムPCR法による初期治療前後の歯周病原性細菌の数と分布の変化について. 日本歯周病学会誌, 45（秋季特別号79）, 2003.
8) 吉野敏明, 他：新しいエビデンスに基づく歯周治療のコンセプト フルマウスディスインフェクション・光殺菌・抗菌療法. 医歯薬出版, 東京, 2013：114-119.
9) 一戸達也, 他：もっと知りたい！病気とくすりハンドブック. デンタルハイジーン別冊, 医歯薬出版, 東京, 2008：18.

3 外科に至るまでの留意事項

吉野敏明（歯科医師）
Toshiaki YOSHINO

> 観血処置である外科処置は非外科処置と異なり、さまざまなリスクを伴います。外科処置そのもののリスクはもちろんですが、どのような外科処置にも100％の成功率はあり得ません。1本のインプラントオペに関し、健康被害や精神的問題などすべてのトラブルの発生率が0.01％、すなわち1万分の1（かなり低い見積もりですが）だと仮にしても、年間200本のインプラントを20年行うとすれば0.01％×200×20＝40％となり、20年間に起こるすべてのトラブルの発生率は40％と高いのです。おそらく、色調の不満や形態の不満、麻酔後の誤咬、あるいは心理的に問題を抱えている患者など、すべてのリスクを積み上げれば、実際はよくあることではないでしょうか？　術者である歯科医師に失敗がまったくなかったとしても、コ・デンタルスタッフである歯科衛生士や歯科助手、あるいは受付などでもトラブルが発生する可能性もあります。ここでは、すべてのトラブルを回避するため、外科に至るまでの留意事項に関して述べます。

①外科の適応症か否か？

　インプラントは、外科治療を伴います。麻酔も行わなければならず、切開や縫合が必要な場合がほとんどです。インプラント治療に付随して行われるGBRや遊離歯肉移植などもあり、非常に外科処置の多い治療です。そこで、そもそも患者の体が外科治療の適応症であるかの診断が必要です。
　ここで重要なのは、患者の自己申告はまったくあてにならないことです。たとえば、現在糖尿病の患者数は予備群も含めると3,500万人ともいわれています。会社の健診や人間ドック、あるいは献血などで一般血液検査や生化学検査を受けて間もない場合などを除き、とくに専業主婦などは診療所に10年以上受診していない人もたくさんいます。そのような人がインプラント治療を望み、問診で「全

身状態はとくに問題はありませんか?」と質問しても、「とくに問題はありません」と返答されることが多いです。しかし実際のところ、当診療所ではインプラント治療をする患者に、近々の血液検査のデータをすでに保持している人を除き、原則血液検査をしていますが、本人が知らない間に生活習慣病に罹患していることが意外に多いのです。

その生活習慣病の多くは、糖尿病、高血圧症、高脂血症、肝機能障害です。とくに、糖尿病は血糖値が400mg/dLなどという、通常では考えられない、即入院状態の患者も年に数人は発見しています。また、1例だけですが、白血病の患者もオペ前に発見したことがあります。これまでの歯科治療では、「知らなかった」「調べる方法がなかった」などということでトラブルを回避できることもあったようですが、"事前に全身を調べることが絶対にできない"ということはあり得ません。今後は、現在のような訴訟社会を念頭におくと大問題になることが予想されます。

中長期の全身管理ができていない患者は、一般の医科では常識ですが、外科処置前に内科等を受診させて、血液検査等で患者本人もまだ知らない全身疾患の発見に努めることが重要です。これは歯科医療側のトラブル回避のみならず、患者本人の健康のためでもあります。

CHECK POINT!

全身状態の把握が、
歯科医院のため、患者のためになる。

②インプラントの適応症か否か?

次に、患者がインプラント治療を強く望んでいたとしても、その歯の欠損部位に対して、本当にインプラント治療が適応症であるかどうかを見極めなければなりません。たとえば、従来型のブリッジや接着ブリッジのほうがSuccess rateが高い場合もあります（図❶）[1]。大切なことは、永続性の高い補綴物が装着され、長期的に安定した咬合が得られることであり、インプラントを入れることではないのです。

現在の訴訟では、治療の成功や失敗ではなく（これは医療過誤と分類される）、医師の説明義務違反に問われる場合があります。すなわち、インプラントを含む

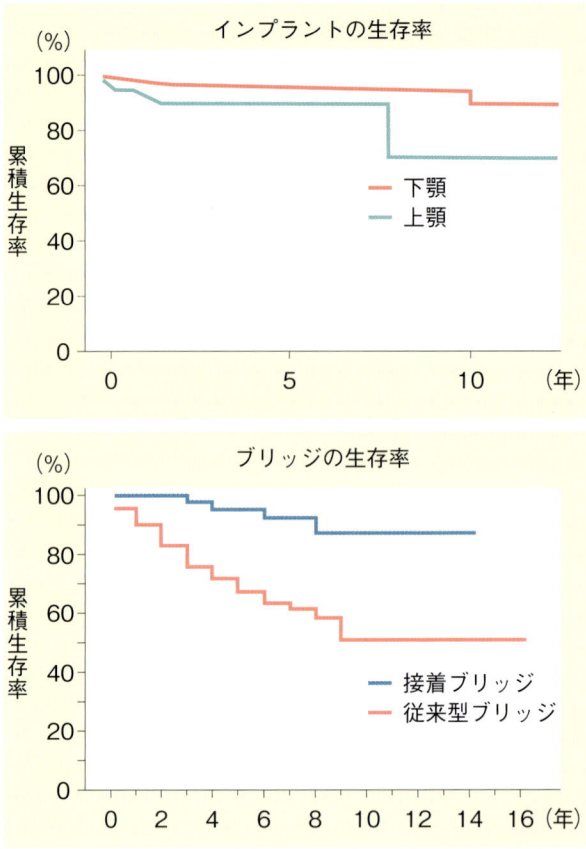

図❶　インプラントの生存率（上）とブリッジの生存率（下）を比較したもの。大事なことは、ブリッジの生存率＝歯の残存率ではないということ。つまり、再治療が可能であれば、インプラント治療のやり直し、つまり再手術よりもブリッジは生体侵襲が小さい可能性がある

すべての治療方法に関して説明し、義歯やブリッジと比較したSuccess rateやSurvival rate、そして歯を削る・削らないことのメリット・デメリット、治療期間や治療費などを考慮し、歯科医師はインプラント治療の適応かどうかを客観的に説明すべきなのです。

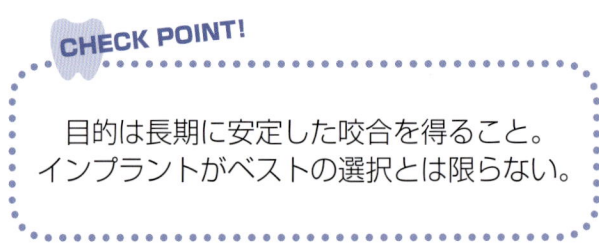

目的は長期に安定した咬合を得ること。
インプラントがベストの選択とは限らない。

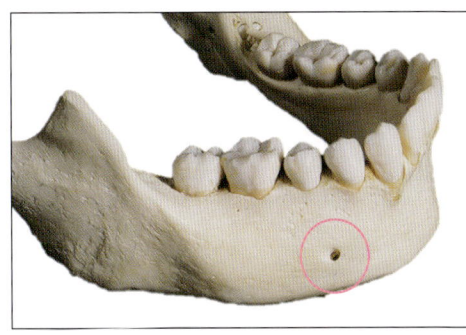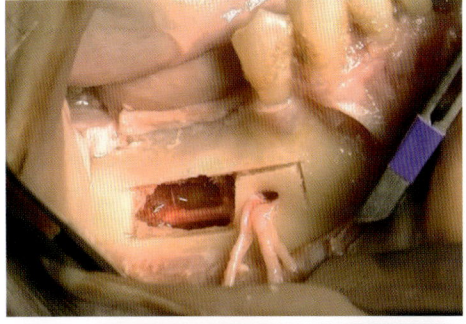
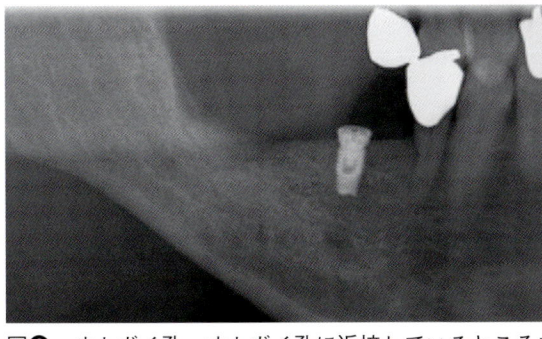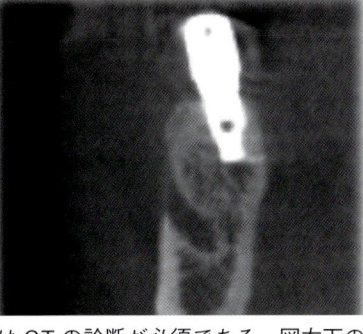

図❷　オトガイ孔。オトガイ孔に近接しているところではCTの診断が必須である。図左下のようにオトガイ孔に近接しているようでも、CTでは十分な安全域にあることがわかる

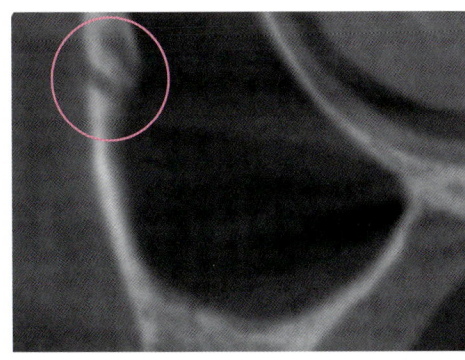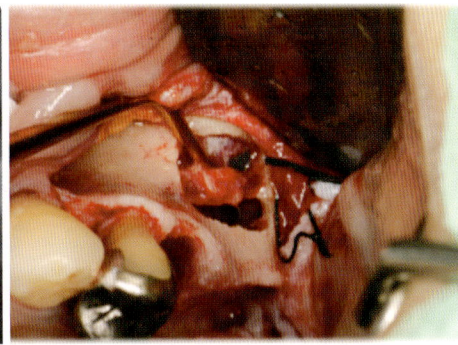

図❸　後上歯槽動脈の走行は、動脈が目視できる：64.5％、顎骨内に走行：68.2％、骨膜上に走行、動脈が目視できない：35.5％、である。このような部位を走行する場合、超音波骨ノミなどで、動脈を穿孔しないように上顎洞にアプローチする（右図）

　③危険部位と事故への対策はできているか？

　下顎では下歯槽神経やオトガイ孔への近接（図❷）、上顎では上顎洞底や後上歯槽動脈（図❸）の近接など、解剖学的危険部位が存在します。デンタルやパノラマはもちろんのこと、現在の訴訟社会においてCTデータはインプラント治療には必須です。比較的安全で簡単な症例でも、必ずCT撮影をすることを強く推奨します。

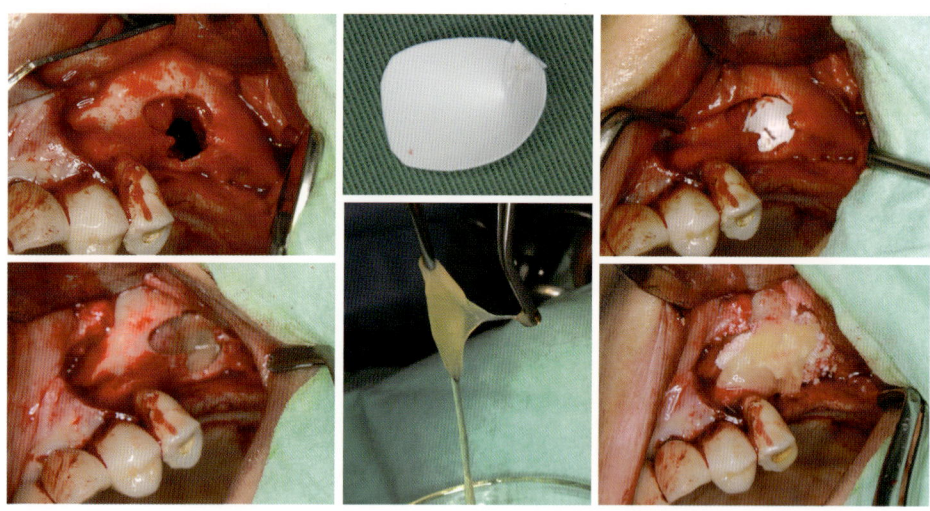

図❹　サイナスリフト時にシュナイダーメンブレンが穿孔し、吸収性膜と患者の自家血を用いたPRGFシステムで作製された自家フィブリンメンブレンも併用し、穿孔を閉鎖して骨補塡材を用いてリカバリーを行った

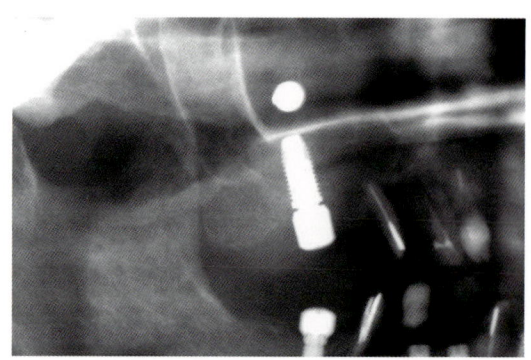

図❺　右上顎洞が穿孔し、迷入しているインプラント。撤去するには、開窓しなければならない

　また、上顎粘膜を穿孔したり（図❹）、上顎洞にインプラントを迷入させてしまったり（図❺）といったトラブルや事故に関し、解決できるようにあらかじめ想定範囲を広げ、知識を身につけておくことや練習をしておくことが重要です。さらに、万が一の生命の危機に対して、昇圧剤や降圧剤などの各種救急治療薬、酸素吸入器や生体監視モニタ、除細動器なども揃えておくべきです。とくに、全身疾患を伴う患者に対するインプラント治療では、この点は重要です。もし、このような症例に対応できない場合は、自院でのインプラント治療を断念し、全身管理ができる診療所や病院に紹介しましょう。

　院長はスタッフに対して、緊急処置、救急救命処置などを平時から指導・訓練しておくことも重要です。

> **CHECK POINT!**
>
> 簡単な症例でも CT 撮影は必須。
> トラブルや事故が起きても、
> 対応できる体制を整えておくこと。

表❶ DSM-IV-TR では、9項目のうち5つ以上を満たすものを境界性人格障害としている

1	現実に、または想像のなかで見捨てられることを避けようとする気も狂わんばかりの努力（注：5の自殺行為または自傷行為は含めないこと）
2	理想化と脱価値化との両極端を揺れ動くことによって特徴づけられる不安定で激しい対人関係様式
3	同一性障害：著明で持続的な不安定な自己像や自己観
4	自己を傷つける可能性のある衝動性で、少なくとも2つの領域にわたるもの（例：浪費、性行為、物質濫用、無謀な運転、むちゃ食い）
5	自殺の行為、そぶり、脅し、または自傷行為の繰り返し
6	顕著な気分反応性による感情不安定性（例：通常は2～3時間持続し、2～3日以上持続することは稀な強い気分変調、いらいら、または不安）
7	慢性的な空虚感
8	不適切で激しい怒り、または怒りの制御の困難（例：しばしばかんしゃくを起こす、いつも怒っている、取っ組み合いのけんかを繰り返す）
9	一過性のストレス関連性の妄想様観念、または重篤な解離性症状

④患者が精神的・心理的に適応症か否か？

上記①～③をすべてクリアしていたとしても、今度は患者側の精神的・心理的問題で治療を断念したほうがよい場合もあります。具体的な例として、境界性人格障害が挙げられます。境界性人格障害とは、不安定な自己と他者のイメージ、感情思考の制御不全、衝動的な自己破壊行為などを特徴とする障害ですが、いわゆる精神疾患ではありません。アメリカ精神医学会において、精神障害を分類するマニュアルにDSMという診断と指針があります。最新の分類と基準であるDSM-IV-TRでは、**表❶**の9項目のうち5つ以上を満たすものを境界性人格障害としています。

境界性人格障害である患者は、歯科治療における不定愁訴をもとに受診することが多い患者であると考えられます。このような患者は、客観的には良好な治療

結果であったとしても、治療の結果に対する不平・不満を訴えることが多く、とくに外科処置を伴うインプラントでは健康な部位に治療を施すため、リスクを伴います。このような患者に対しては、注意を要します。

> **CHECK POINT!**
>
> インプラント治療を行ううえでは、
> 患者の精神的・心理的問題も考慮する。

◆ その他の留意事項

1 術後管理ができる環境か否か？

①〜④の問題をクリアしても、術後管理ができない場合は不適応症となります。たとえば、長期出張や夜勤、あるいは遠方などで術後の消毒管理ができない場合、出張先などでも連携して管理できる歯科医師がいればインプラント治療は適応症となりますが、そうでない場合は不適応です。また、メインテナンスに応じない患者や治療中断を繰り返すような患者、家庭環境や精神状況で術後管理ができない患者もこれに含まれます。

2 停電や火災や地震など、天変地異への対策はなされているか？

これら災害時、とくに落雷などで停電になったときに、たとえばインプラントドリルが骨内に入ったままモーターが停止し、しかも真っ暗な状態でもオペを中断することはできません。万が一の停電に備え、非常用電源や懐中電灯などを準備し、速やかにオペを終了できるようにしておく必要があります。また、消火器なども使用期限を常にチェックしておきましょう。

3 スタッフへの教育はできているか？

術者である歯科医師が完全にオペや補綴をしても、スタッフが失言をしたり、患者の気分を害したりすると、問題になります。インプラントは高額治療ですので、患者はマナーや礼儀なども料金に含まれると考えています。これは、資本主義社会においては常識ですが、まだまだ日本の医療、とくに歯科においては徹底されているとは言いがたいのが現状です。スタッフ教育も外科処置を伴う自費高額医療であるインプラントにおいては重要です。

4 訴訟への対策はできているか？

　あってはならないことですが、訴訟への対策も重要です。医師賠償保険に加入することは必須ですが、代診の歯科医師や歯科衛生士などオペにかかわる者はすべて保険に加入していなければ、訴訟や刑事事件になったときに、非常に大きな損失を被ります。また、歯科医師会で契約している弁護士の他にも、院長や理事長は事業主として懇意にしている弁護士がいたほうが安心です。このような対策を立てていない歯科医師が訴訟や事故に遭遇することが多いので、平時から万全の対策を立てておきたいものです。

　　　　　　　●　　　　　●　　　　　●

　現在、インプラント周囲炎を含め、インプラントの失敗や麻痺、そして使い回しなどが各種報道機関によって報道され、善良な歯科医師まで巻き込まれています。万が一のことがないように、そして万が一起こってしまったときの対策を立てておき、万全の対応でわれわれの仕事である歯科治療に臨みましょう。

CHECK POINT!

さまざまな留意事項に、
万全の対策を立てて治療に臨む。

【参考文献】
1）和泉雄一, 吉野敏明, 編著:インプラント周囲炎を治療する インプラント治療のリスクファクター. 医学情報社, 東京, 2010：38-49.
2）髙橋三郎, 大野 裕, 染矢俊幸, 訳：DSM-IV-TR 精神疾患の分類と診断の手引. American Psychiatric Association, 医学書院, 東京, 2004.

4 インプラント外科の アシスタントワーク

田中良枝 (歯科衛生士)
Yoshie TANAKA

> 手術は、術者である歯科医師の技術だけでなく、アシスタントの技術や知識も重要です。アシスタントの技術や知識が十分でないと手術の予後が大きく左右されるので、私たち歯科衛生士はアシスタント技術をより向上させることが必要です。

◆ 手術までに行うこと

　手術前には、必要な資料（X線写真、パノラマ、スタディーモデル、プロービングチャートなど）が準備されているかどうかを確認し、術式や使用する器具・機器について術者と十分に打ち合わせを行う必要があります。

　準備不足や確認不足で手術に臨むと、足りないものを準備するのに時間がかかったりして、患者に不安を感じさせてしまう可能性が高くなります。またそれだけでなく、手術時間が長くなって患者の負担が増えたり、予後に問題が出たりすることで患者からの信頼を失う結果ともなりかねません。

　普段から院内で勉強会などを行い、歯科医師、歯科衛生士、歯科技工士、歯科助手全員が共通の価値観をもつことが大切です。

CHECK POINT!

事前の準備や確認を怠るとさまざまな不具合が生じる。

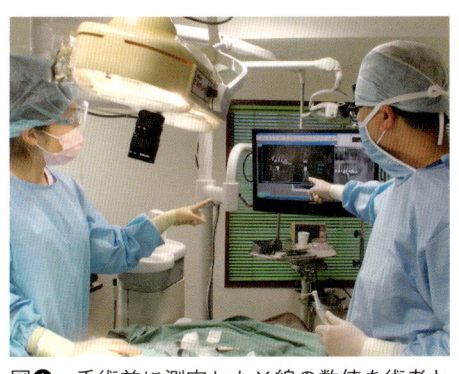

図❶　手術前に測定したX線の数値を術者とアシスタントでダブルチェックする

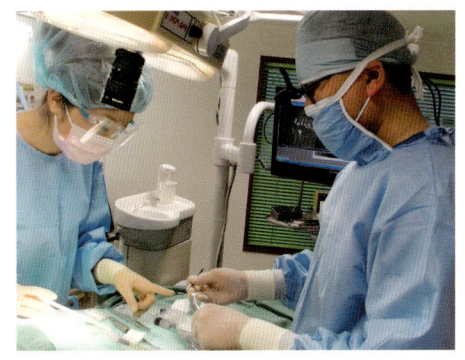

図❷　どこのメモリまでドリリングするかを術者とアシスタントでダブルチェックし、間違いがないことを確認する

手術のアシスタントワークの実際

1 術者の視界を妨げない

　スターティングポイントの測定時、ノギスやプローブで埋入位置を確認したとき、術者はその位置から目を離さないようにしてスターティングポイントに印をつけます。このときに不用意にバキュームを行うと、術者の視野を妨げるばかりでなく、再測定を行うことになります。結果として、手術時間が長くなり、患者の負担となってしまいます。このときのバキューム操作は術者の指示が出てから行うことが好ましいです。

2 ドリリング前の埋入深度の確認

　ドリリング前に、術者はノギスやプローブ等で埋入深度の確認を行ってからドリリングを行います。その際は術者だけが確認を行うのではなく、アシスタントも一緒に確認し、術者とダブルチェックがかかるようにすることが大切です（図❶❷）。

3 ドリリング時のアシスタント

　ドリリング時に注意が必要となるのは、血液や注水している生理食塩水でバーのメモリが見えなくならないようにすることです。バーの近くで術者の邪魔にならない位置にバキュームを置き、吸引します（図❸〜❺）。

　ドリリングの際、術者の位置から死角になるところはアシスタントが確認し、目標となる位置までドリリングが完了していることをダブルチェックします。

4 埋入時のアシスタント

　埋入時に注意すべき点は、フィクスチャーが感染しないように口腔内の状況を

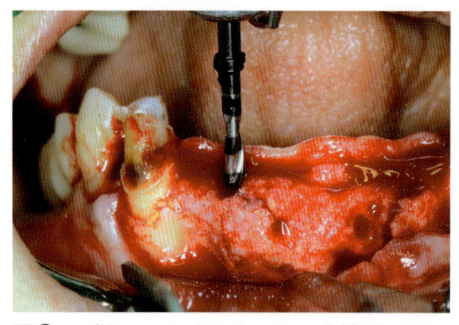

図❸　バキュームをしないと、血液でメモリが隠れてしまう

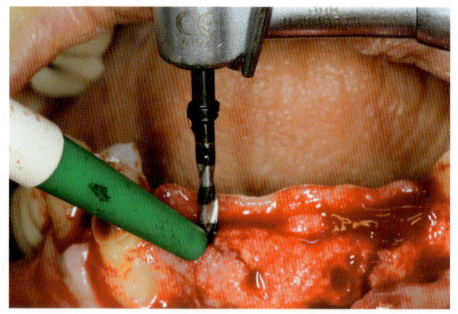

図❹　バキュームが術者の邪魔になっている

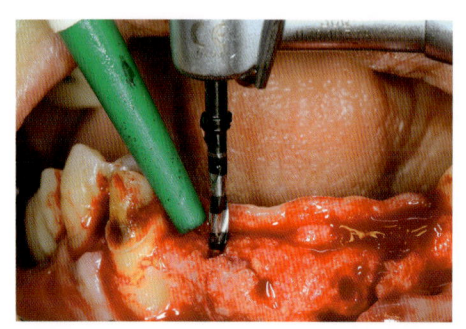

図❺　術者の邪魔にならないところでバキュームを行い、メモリを見やすくする

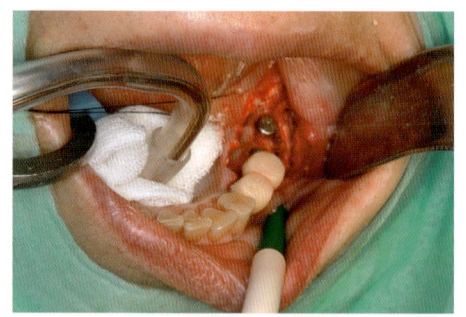

図❻　インプラント埋入時、舌下にガーゼやワッテなどを置き、唾液を排除し、さらに軟組織が触れないように弁を広げ、埋入直前には生理食塩水で埋入部位の洗浄を行い、フィクスチャーが汚染しないようにする

整えることです。フィクスチャーが最初に触れてもよい場所は、骨と血液です。それ以外のところに触れてしまうと、不純物が付着したまま埋入することとなり、ディスインテグレーションの原因となってしまいます。とくに下顎の埋入時は唾液汚染が起こりやすいため、舌下にガーゼやワッテなどを置き、軟組織が触れないように弁を広げ、埋入直前には生理食塩水で埋入部位の洗浄を行い、フィクスチャーが汚染しないように注意します（図❻）。

5 カバースクリュー、ヒーリングアバットメントの着脱時のアシスタント

　カバースクリューやヒーリングアバットメントの着脱時には、ドライバーの後ろをインスツルメントで抑えます（図❼）。ドライバーの後ろを押さえることで、万が一術者の手が離れてしまっても口腔内への落下が防げるため、誤飲・誤嚥のリスクが少なくなります（図❽）。

6 骨再生術時のアシスタント

　インプラント埋入後、骨再生術を行うことがあります。その際は埋入時のアシ

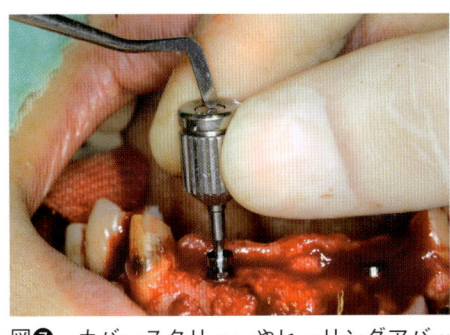

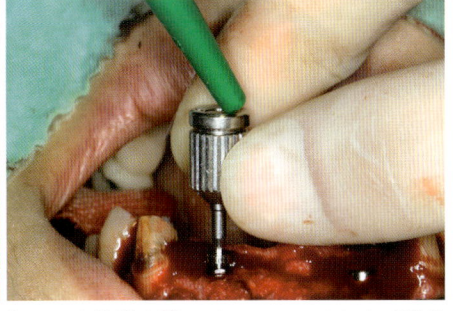

図❼　カバースクリューやヒーリングアバットメント装着の際、インスツルメントで後ろの部分を押さえることで安定感が出て作業しやすい

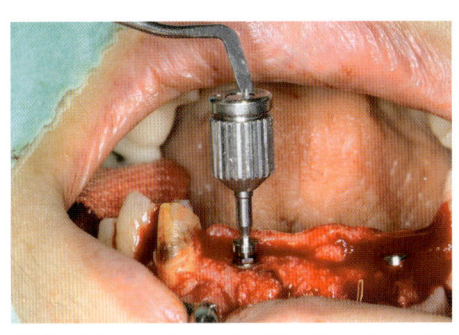

図❽　万が一術者の手が離れてしまっても、ドライバーの後ろの部分を押さえているので、口腔内に落下してしまうことはない

スト同様、骨補塡材や自家骨の唾液感染を防ぐため、舌下にガーゼやワッテを置く必要があります。万が一、感染が起こった場合、手術が失敗してしまう可能があるので注意が必要です。

CHECK POINT!

アシスタントの技術や知識が
手術の予後を左右する。

【参考文献】
1）依田　泰，金田祐子（監著）：インプラント治療を成功に導くチームアプローチ．デンタルダイヤモンド社，東京，2008．

41

5 外科後の処置と偶発症の対策

田中真喜（歯科医師）
Maki TANAKA

インフォームド・コンセントとは、「説明と同意」のことです。医療法の第一条の二には、『医療は、生命の尊重と個人の尊厳の保持を旨とし、医師、歯科医師、薬剤師、看護師その他の医療の担い手と医療を受ける者との信頼関係に基づき、及び医療を受ける者の心身の状況に応じて行われるとともに、その内容は、単に治療のみならず、疾病の予防のための措置及びリハビリテーションを含む良質かつ適切なものでなければならない』と記されています。そして、第一条の四の2には、『医師、歯科医師、薬剤師、看護師その他の医療の担い手は、医療を提供するに当たり、適切な説明を行い、医療を受ける者の理解を得るよう努めなければならない』と記されています。つまり、われわれ歯科医療従事者は、患者に治療内容の十分な説明を行い、患者からの同意を得ることが義務づけられているのです。

説明となると、外科の術式や治療の利点ばかりを説明しがちですが、外科処置のリスクや術後に起こり得る偶発症と、その対策などといったマイナスの内容も説明する義務があります。われわれ歯科医療従事者にとって外科処置は日常的なことであり、術後の微出血や腫脹はあまり大きな問題ではないと思いがちですが、患者にとっては外科処置自体が非日常的なことです。患者は術前からさまざまな不安を抱え、外科処置後も自身の体の変化にはとても敏感になり、些細なことでもその不安が増大する可能性が高いのです。事前に十分な説明を受けていれば、想定の範囲内であると不安を抱えつつも理解、納得できますが、説明もなしに偶発症が起これば、突然起こったトラブルと患者は解釈し、手術が失敗したのではないか、悪化してしまったのではないかなど、ますます不安は増大し、われわれに対する不信感やトラブルの原因となることが少なくありません。本項では、外科処置後に想定される偶発症とその対策を述べていきたいと思います。

外科処置後の偶発症と対策

1 術後出血

　術後出血を予防するためには原則、緊密な縫合を行い、創面をきちんと閉鎖することです（図❶）。抜歯窩など完全閉鎖ができない場合は、コラーゲンスポンジなどで創面を閉鎖し、術後出血を最小限に留めます（図❷）。

　結合組織移植や遊離歯肉移植など、口蓋側に創面ができる場合には、とくに術後出血への注意が必要です。なぜなら、口蓋側は血管網が豊富で開放創になるため出血しやすい環境にあり、舌や食べ物の刺激で創面の血餅が剝がれ、術後出血に繋がる可能性が高いからです（図❸）。シリコーン膜補強のコラーゲンスポンジで創面の保護を行う、歯周パックを行う、止血シーネを作製するなどによって術後出血のリスクを低下させることができます（図❹❺）。

　患者への注意事項としては、術後数日間は微出血があっても問題がないこと、唾液に血液が混ざるために、出血量が多く感じるが、実際はごく少量であること、出血した際に繰り返しうがいをしてしまうと血餅が保持できないために出血が止まりにくいことを説明します。そして、出血が気になる際は、清潔なガーゼやティッシュで圧迫止血を行うと血が止まることを説明します。

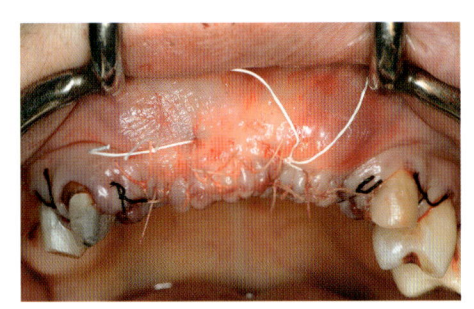

図❶　縫合を緊密に行い、創面の完全閉鎖を心がける

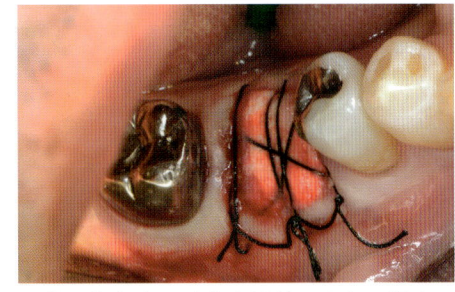

図❷　抜歯窩など完全閉鎖できない場合は、コラーゲンスポンジなどを塡入し、創面の閉鎖を行う

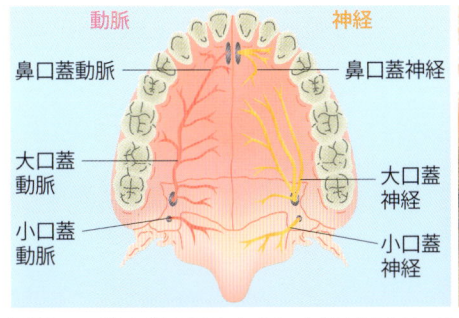

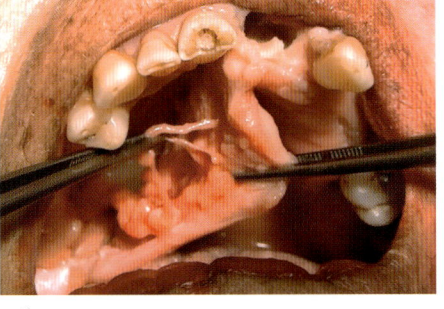

図❸　口蓋は網の目のように血管が走行している

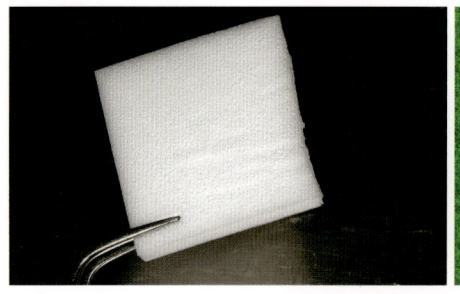

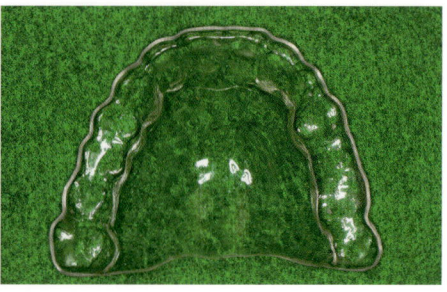

図❹　口蓋からの術後出血を防止するためのコラーゲン膜と止血シーネ

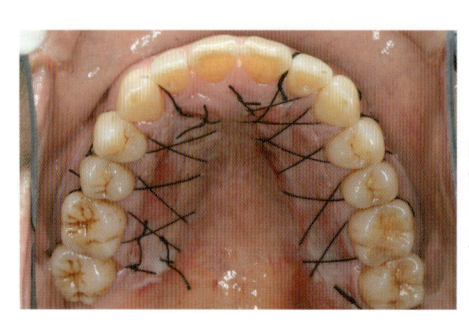

図❺　術後1日の遊離歯肉移植の供給側。コラーゲン膜の縫合と止血シーネを用いたことで創面からの術後出血を回避できている

　ワーファリンなどの抗凝固剤を服用している患者は、術後出血が長引くことが知られています。手術時のワーファリンの持続服用に関してはさまざまな見解がありますが、観血的処置に際して抗凝固剤の服用を継続した場合と、減量または休薬した場合とでは術後出血に大きな差異はなく、服用を継続した状態でも適切に局所の処置を施すことにより止血が可能であり、休薬した際の血栓症のリスクのほうが高いため、服薬を維持することが推奨されています[2,3]。

　ただし、prothrombin time-international normalized ratio（PT-INR：プロトロンビン時間国際標準比）がコントロール推奨値[4]であることが原則であるため、かかりつけ医と対診し、手術直近の血液検査データで手術可能か否かを判断する必要があります。

　当診療所では、手術侵襲が大きく術後出血のリスクが高い場合や抗凝固剤を服用している患者に対しては、担当歯科医師の緊急連絡先を患者に伝え、24時間連絡がとれる状態にし、患者が安心できる環境を整えています。

2 術後疼痛

　術式が不適切な場合や、手術時間が長時間になり歯肉弁が乾燥してしまうと術後の治癒遅延や疼痛に繋がるため、術前に十分な術式の検討と手術手技熟達のためのトレーニングを行うことが、術後疼痛を減らす大きな鍵となります。

　また、頓服で鎮痛剤を処方することも対策の一つです。20〜50代の男女800人を対象とした痛みの実態調査の結果、約8割の人が「日本人は痛みを我慢する国

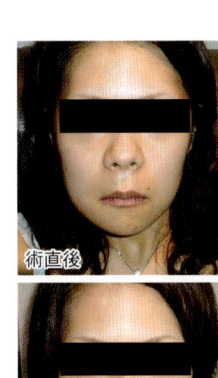

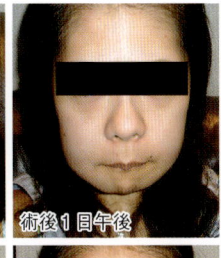

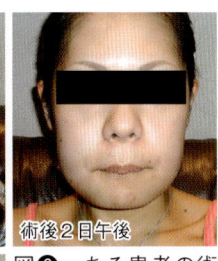

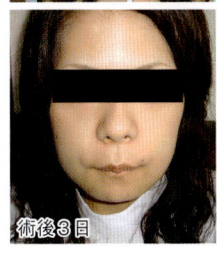

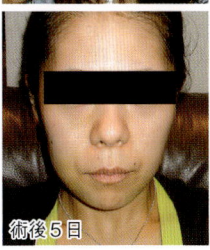

図❻　ある患者の術後の顔貌変化。術後2日目で腫脹のピークを迎え、その後徐々に消退している。術後5日目には若干の腫脹はあるものの、外観はほとんどわからない状態まで改善している

民性」と回答しているほど、痛みを我慢して通常どおり振る舞う人が多いといわれています[1]。

「鎮痛剤の服用によって体に負担をかけるのではないか」など、鎮痛剤に対する誤った知識により、痛みを我慢するケースも少なくはありません。疼痛を我慢することで、ブラジキニンやプロスタグランジンなどの炎症性メディエーターが多量に産生され、鎮痛剤の奏効を阻害するだけではなく、強い痛みの刺激が長時間にわたって加わることにより、痛みが脊髄や脳に記憶されて神経系に歪みが生じてしまい、傷は治ったのに痛みが残るという現象が起こります。痛みの記憶が常に大脳を刺激することで、痛みの刺激がなくても脳が痛みを感じるのです。

痛みを我慢することによって患者のQOLが低下する可能性が高いため、鎮痛剤の一時的な服用は健常人にとって体に無害であること、極限まで痛みを我慢してから鎮痛剤を服用しても奏効しない可能性があり、痛みそうな段階で早期に鎮痛剤を服用することが、結果として体にかかる負担を最小限に留めることができると患者に説明する必要があります。鎮痛剤の服用により、胃痛などの副作用が懸念される場合には胃粘膜保護剤などの薬剤を同時処方し、対応するのも手段の一つでしょう。

3 顔面腫脹

無駄な手術操作がなく、必要最小限の時間で外科処置を終了することにより出血を最小限に留めることができるため、術後の顔面腫脹も最低限に留めることができます。そのためには、やはり術前の十分な術式の検討と手術スキル向上のためのトレーニングが必要です。術後の顔面腫脹のピークは術後2〜3日であり、10日前後で消退していきます（図❻）。

術直後より患側を下にして就寝すると腫脹が出やすいため、仰向けもしくは健

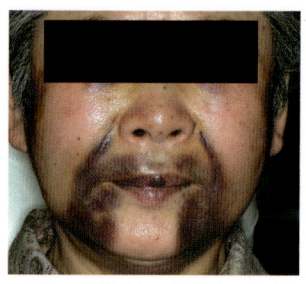

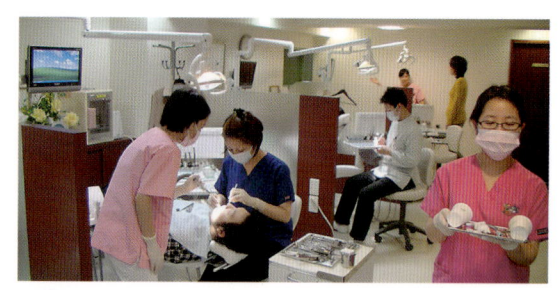

図❼　広範囲に内出血斑が出現する可能性があるため、術前の十分な説明と術後の患者の心のケアが重要である

図❽　不適切な手術環境。手術をしているユニットの近くで義歯の調整や、人の出入りがあると落下細菌や感染物の飛沫などの危険があるため、感染のリスクが高まる

側を下にして就寝するように指導します。腫脹部位を氷などで急激に冷やしてしまうと血行障害を起こし、逆に治癒遅延に繋がる可能性があるため、冷やしすぎないように注意しましょう。

　また、腫脹を最小限に抑えるため侵襲の大きい手術を行った際には、抗炎症作用を有する合成糖質副腎皮質ホルモン（プレドニゾロン）を術後投薬する場合もあります。術前に感染が強いと、プレドニゾロンの免疫機能抑制作用により感染症が増悪するおそれがあるため、投与は禁忌です。また、アトピーなどのアレルギー疾患がある場合には症状が増悪するおそれがあること、全身疾患がある患者は全身症状が悪化したり、常用薬との相互作用で薬効が強くなったり、弱くなったりする可能性があるため、必要があれば、かかりつけ医と対診したうえで処方することが望ましいでしょう。

4 内出血斑

　術後の皮下出血が原因で内出血斑が出ることがあります。口腔底部、オトガイ部、ほうれい線部や眼瞼周囲に出現することが多く、青あざになるため患者の精神的なショックに繋がる可能性があるので注意が必要です（図❼）。

　術前にあらかじめ、内出血斑が術後に出る可能性があること、2週間程度で消退して必ず元どおりになること、創面の治癒に悪影響がないことを十分に説明する必要があります。また、血液抗凝固薬を服用している患者は内出血斑が広範囲に出るおそれがあるため、術後の心理的ケアや、診療室にコンシーラーや患者配布用のマスクなどを準備し、あざを目立たなくする工夫をしましょう。

5 術後感染

　術中に歯肉弁が乾燥してしまった場合や、縫合が不十分な場合など不適切な手術手技で治癒遅延を引き起こしてしまうと、術後感染のリスクが高くなるため、術前に十分な手技の検討が必要です。また、手術環境が不適切な場合（図❽）も

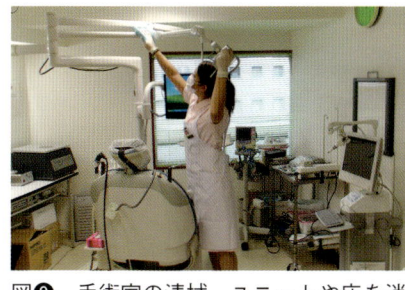

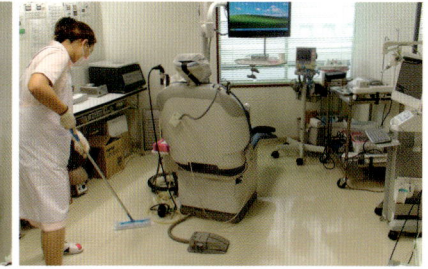

図❾　手術室の清拭。ユニットや床を消毒することで落下細菌を防止する

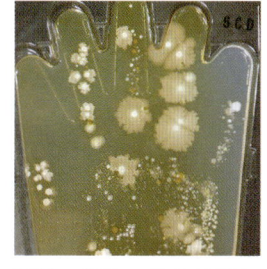

図❿　手洗い前の手掌に付着した細菌を培養した寒天培地。たくさんの細菌が付着している

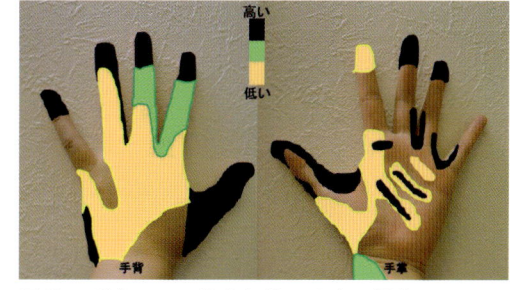

図⓫　手洗いミス発生部位の分布と頻度

指先→指の腹→手の平→手首→手の甲→ひじ

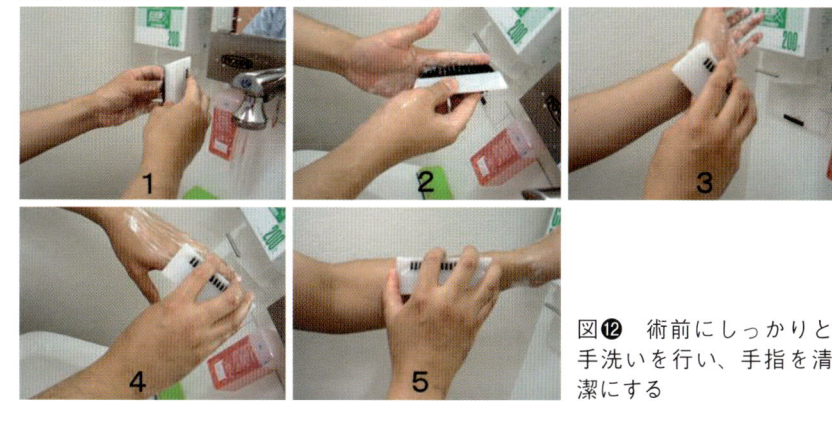

図⓬　術前にしっかりと手洗いを行い、手指を清潔にする

術後感染のリスクを高めてしまうため、アポイントの取り方や、清潔域・不潔域を徹底すること、手洗いをきちんと行うなど、適切な手術環境を整えることも大切です（図❾〜⓮）。

　患者の口腔内が清掃不良の場合や、歯周病、根尖病変を有する歯がある場合には、口腔内の細菌数が増加しているため、術後感染のリスクが高くなります。そのため、手術期に入る前に歯周治療や根管治療などの感染源に対する処置が必要です。たとえ抜歯予定の歯であっても術前に処置を行い、少しでも病巣を小さくしてから手術に移ることで、術後感染のリスクを低下させることができます（図⓯）。

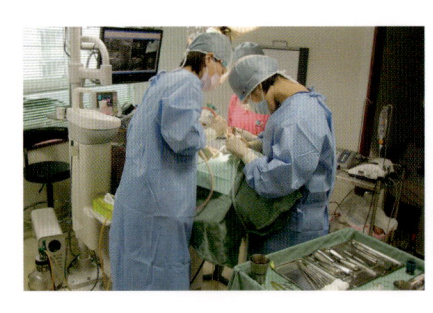

図⓭　清潔域・不潔域を明確に区別し、手術室や個室ユニットなど隔離された環境での手術が望ましい

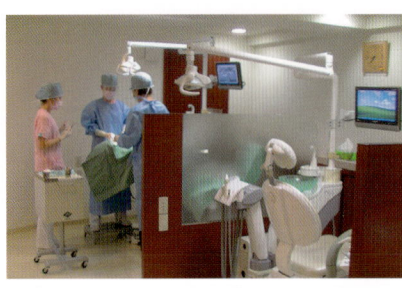

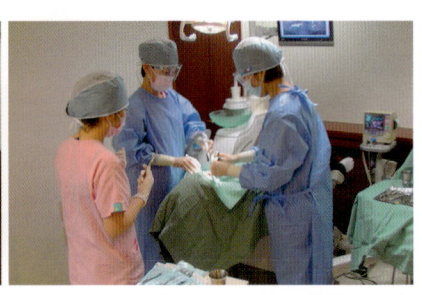

図⓮　一般ユニットで手術を行う際には、入口から最も遠いユニットを使用し、人の出入りがないようにする。ターンテーブルなどはドレーピングし、清潔な環境を整える

　当診療所では、それらの前処置の他に手術前日と当日に歯科衛生士によるPMTCと含嗽を行い、歯、歯肉、舌、咽喉、扁桃に付着した細菌を除去し、口腔内総菌数を減らすことで、さらに術後感染のリスクを避けています（図⓰）。また、とくに女性の患者に対しては手術当日の化粧をなるべく控えていただき、術直前に顔面消毒を行います（図⓱）。

　術前または術後に一定期間抗菌薬を処方し、決められた用法・容量で服用し、術部位はブラッシングができないため含嗽消毒を行うように指導します。術後、創面が完全に閉鎖し、抜糸するまで含嗽は継続し、3～5日に1回の間隔で来院し、口腔内の清掃消毒を行います。こうすることにより、術後感染のリスクを低下させることができます。糖尿病などの易感染性の患者に関しては、術前にコントロール下にあり全身状態が安定していることを確認する必要があります。

　術後感染が起こってしまった場合には、感染の範囲によって対応が異なります。感染部位が小さい場合には、抗菌薬の追加投薬と清掃消毒の来院間隔を短くして対応します。感染部位が大きい場合や発熱などを伴う場合には、抗菌薬の点滴で対応する場合もあります。GBRなどの再建外科やインプラント埋入手術後に感染が起こり、骨補塡材やインプラントにまで感染が広がってしまった場合には、直ちに再手術を行い、感染してしまったメンブレン、骨補塡材、インプラントなどを撤去し、感染部位を搔爬する必要があります。術後感染を引き起こすと術前

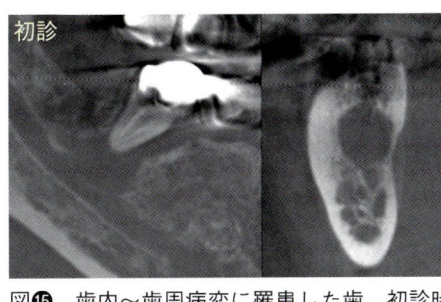

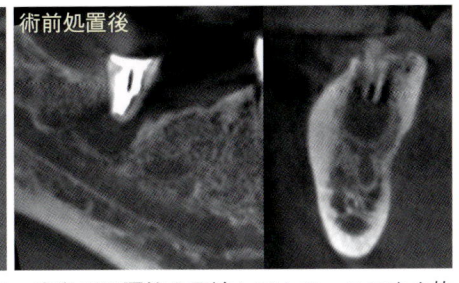

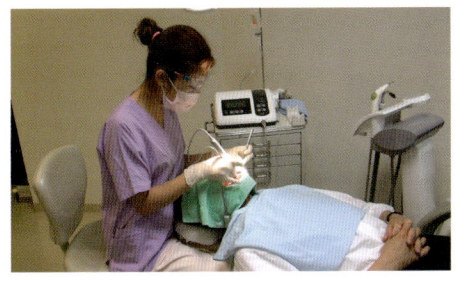

図⓯　歯内〜歯周病変に罹患した歯。初診時、病巣が下顎管を圧迫しており、このまま抜歯をすると麻痺の危険性があったため、術前に根管治療とSRPを行い、病巣を小さくしてから外科処置に移行した

図⓰　術前にPMTCを行うことで、口腔内総細菌数を大幅に減少できる

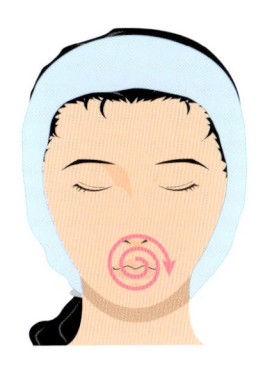

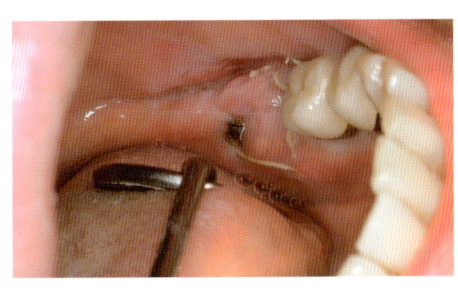

図⓱　顔面消毒は中央から外に向かって円を描くように行う。小鼻やオトガイ部も消毒する

図⓲　創面が裂開し、GBR用チタンメッシュが露出してしまった症例。直ちにチタンメッシュを除去し、創面の閉鎖を行った

よりも顎堤の条件が悪くなり、次の処置に苦慮する場合も少なくないため、感染を起こさない対策を術前に十分に行う必要があります（図⓲）。

6 治癒遅延

切開部位の挫滅、骨や歯肉弁の乾燥、不用意なインスツルメンテーションでの歯肉弁損傷、縫合不全など手術時の不適切な処置により、治癒遅延を引き起こす可能性が高くなります。術前に十分な手術計画を立てるだけではなく、手術にかかわるすべてのスタッフと、術式と注意事項を共有することで、これらの原因を回避することができます。

喫煙や糖尿病、肥満なども治癒遅延の原因となります。当診療所では、喫煙者には術前より術後14日までは原則禁煙していただいています。糖尿病はコント

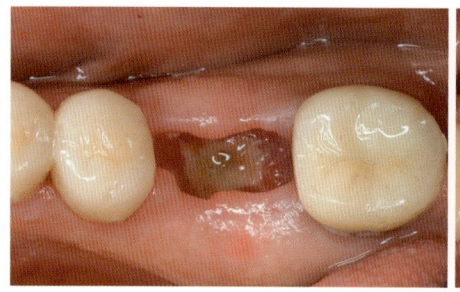

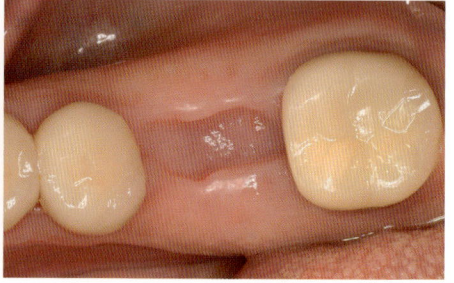

図⓳　糖尿病患者の抜歯窩。術後2週間（左）。治癒遅延を認める。術後4週間で抜歯窩は完全閉鎖した（右）。完全閉鎖するまで毎食後、就寝前、起床時の含嗽を欠かさず行い、3～4日に1回のペースで来院して消毒を行い、術後感染を防止した

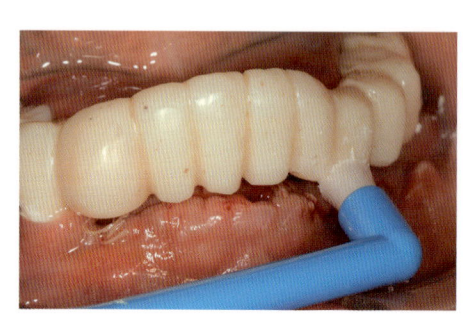

図⓴　創面を刺激しないように、軟毛ブラシやワンタフトブラシを用いてブラッシングを行う

ロール下にあることを術直前に必ず確認し、必要があればかかりつけ医と対診を行います。重度肥満患者は術前に血液検査や血圧検査を行い、その他の基礎疾患がないかをチェックアップします。必要であれば内科を受診していただいたり、生活習慣改善指導を行い、手術期までの体重の減少に努めてもらいます（図⓳）。

術部位での咀嚼、不適切なブラッシング、舌や手で触れて創面に刺激を加えることも裂開や治癒遅延に繋がります。創面が完全閉鎖し、抜糸するまでは健側で咀嚼し、舌や手で触れないように注意します。また、術後のブラッシングは翌日の消毒の際に口腔清掃指導を行い、抜糸までは自宅で手鏡を用いてブラッシングしてもらいます。術直後の場合、麻酔の影響で口腔内の感覚がいつもとは異なるため、麻酔が完全に覚めている環境下でのブラッシング指導を行うことが望ましいでしょう（図⓴）。

CHECK POINT!

起こり得る偶発症を
十分に患者に説明する。

術後投薬による偶発症と対策

1 アナフィラキシーショック

　アナフィラキシーショックとは、急性のⅠ型アレルギー反応の一つで、激烈な全身症状が短時間のうちに起こるのが特徴です。原因としては、局所麻酔薬、抗生物質や解熱鎮痛薬などの点滴薬や内服薬、ヨードやクロルヘキシジンといった含嗽剤などが挙げられます。

　その症状は、薬剤投与数分後に胸の苦しさを訴え、紅斑、蕁麻疹などの皮膚症状とともに嘔気、嘔吐、下痢などの消化器症状を認めます。さらに、喉頭浮腫による気道閉塞を来し、血圧低下などの循環器症状が出現します。顔面蒼白、動悸、頻脈、不整脈などが現れ、そのまま放置すると意識喪失と心停止に至ります。症状の進行は非常に早く、処置が遅れると死亡することもあるため、迅速な診断と治療が必要です。

　アナフィラキシーショックは起こってから対処するのではなく、未然に防ぐことが大切です。患者の投薬歴やアレルギーの既往を問診し、危険性のある薬剤は排除します。初めて使用する薬剤や、アレルギーの有無が不明な場合は使用する前にアレルギーテストを行い、安全性を確認したうえで使用します。アナフィラキシーショックには、皮膚に出血しない程度の小さな傷をつけ、その上に原液の濃度の薬液を置いて浸透させて反応を診る「プリックテスト」と、皮内にアレルゲンと疑われる薬液を直接注入する「皮内反応試験」が、その有用性を認められています[6]。

● アレルギーテスト

１．プリックテスト[7]

１）方法

①当該薬液の0.16％溶液を、少量注射筒に採る

②前腕屈側皮膚をあらかじめアルコール綿で清拭、乾燥させた被験者の薬液を１滴滴下する（図㉑）

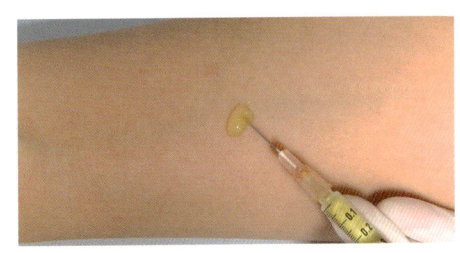

図㉑　皮膚を乾燥させ薬液を１滴、滴下する

③皮内針を皮膚に対して水平方向に持ち、滴下部分を出血しない程度に穿刺し、軽く皮膚を持ち上げた後に針を抜き（図㉒）、１～２分経過後に滴下液をガーゼで軽く押さえて吸い取る

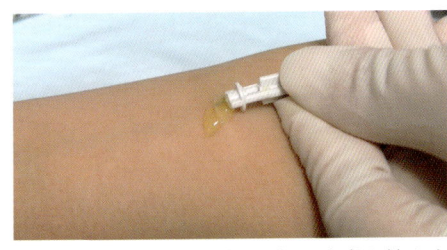

図㉒　滴下部分を穿刺し、軽く皮膚を持ち上げる

④対照として、生理食塩水を用いた同じ腕の薬液投与部位から十分離れた位置に、同様の方法でプリックテストを実施する

2）判定方法・判定基準

施行15分後にテスト部位の皮膚状態を観察し、下記の基準にしたがって判定する。
- 陽性：膨疹径が4mm以上あるいは対照の2倍以上、または発赤径が15mm以上
- 陰性：膨疹・発赤があっても、対照と差異のないものは陰性とする

2．皮内反応試験[7]

1）方法

①注射部位は前腕屈側を選択し、あらかじめアルコール綿で清拭、乾燥させる
②0.01mLまでの目盛りがつけられたツベルクリンシリンジに皮内針をつけ、当該薬液の希釈液を0.02mL皮内へ注射する（図㉓）[8]
③正しく皮内に注射されると、直径4〜5mmの膨疹ができる（図㉔）

2）判定方法・判定基準

注射から15分後に行う。皮内反応が最大値に達する時間が15〜20分であることから通常15〜20分、または15〜30分で反応の大きさを測定する[9]。判定基準を表❶に示す[9]。

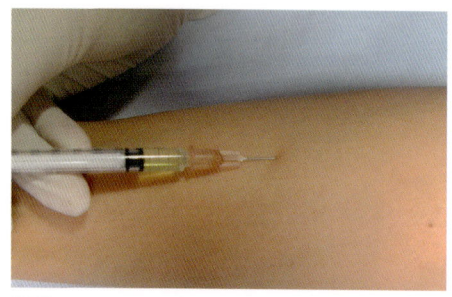

図㉓　ツベルクリンシリンジで皮下へ注射

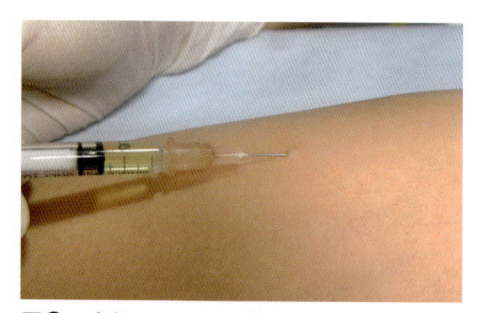

図㉔　直径4〜5mmの膨疹ができる

表❶　皮内反応試験の判定基準[9]

判定	直径（縦軸・横軸の平均）mm	
	膨疹	発赤
陰性（−）	0〜5	0〜9
疑陽性（±）	6〜8	10〜19
陽性（＋）	9〜15	20〜39
強陽性（2＋）	16以上 偽足形成。掻痒を伴う	40以上

2 薬疹

　薬疹は、Ⅳ型（遅延型）アレルギーによって生じることが多く、薬剤の使用開始から感作されるまで4～5日以上の日数を有します。ペニシリン系、セフェム系、ニューキノロン系などの抗菌薬薬疹の頻度が高いため、注意が必要です。薬疹が発現した場合には、直ちに薬剤の服用を中止または変更をします。薬剤を中止した場合にも3～4日は症状が続く可能性があり、症状が悪化する場合には必ず患者に連絡をしてもらい、皮膚科への受診を促す必要があります（**表❷**)[10]。薬疹が疑われる場合には、事前に皮膚反応によるアレルギー検査を行う必要があります。

1．パッチテスト[10]

1）方法

①薬剤を粉砕し、生理食塩水に溶解しパッチに滴下する（図㉕）
②背部か上腕の健常皮膚に48時間貼布する（図㉖）
③陰性コントロールとして、生理食塩水を滴下したパッチを貼付する

2）判定

　48時間後にパッチを剥がし、30分後と72時間後に判定を行う

表❷　薬疹の治療法[10]

軽症型	（1）薬剤中止 （2）ステロイド外用、抗ヒスタミン剤、抗アレルギー剤内服
重症型	（1）＋（2）＋ （3）最強クラスのステロイド外用 （4）ステロイド全身投与（PSL30～60mg/日）
最重症型	（1）～（4）＋ （5）ステロイドパルス療法（MPSL 1,000mg/日×3日） （6）γグロブリン大量投与（献血グロベニン® 5g/日×3日） （7）血漿交換

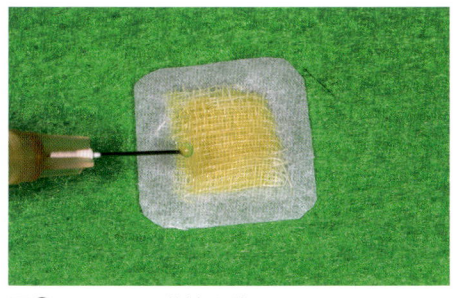

図㉕　パッチに薬液を滴下

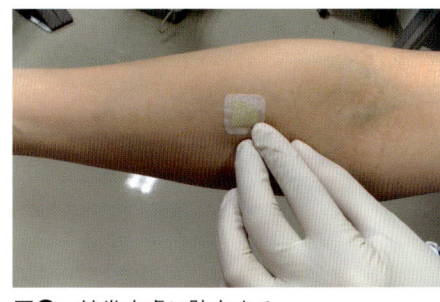

図㉖　健常皮膚に貼布する

陽性判定

(＋) あきらかな紅斑

(＋＋) 紅斑、小水疱

(＋＋＋) 紅斑、大水疱

3 胃腸障害

　非ステロイド性抗炎症薬は、痛みの原因であるプロスタグランジンを生成する酵素をブロックすることで鎮痛作用を現します。プロスタグランジンは胃粘膜においては、胃酸分泌作用、血流増加作用、細胞修復作用をもちますが、鎮痛剤によりその生成が抑制されるため、胃酸分泌の抑制や胃粘膜の修復作用が弱まり、胃痛などの副作用が現れます。また、鎮痛剤自体による胃障害が現れることもあります。鎮痛剤と一緒に胃粘膜保護剤を服用することで、胃障害は軽減されます。

　抗菌薬の服用により、腸内細菌のバランスが崩れて下痢、軟便、便秘などの症状が現れることがあります。抗菌薬を服薬中にその抗菌薬に対して耐性をもっていない整腸剤を服用しても効果が失活してしまうため、抗菌薬に耐性を有し、増殖が抑制されない、多剤耐性をもつビフィズス菌の乳酸菌製剤が有効です。

CHECK POINT!

患者のアレルギーや薬疹をチェックし、安全性を確認したうえで使用すること。

おわりに

　外科後の腫脹や疼痛、偶発症を最小限に留めるためには、手術計画をきちんと立て、正しい術式でできるだけ短時間で終了することが大前提です。

　しかし、患者にはそれぞれ個体差があるため、腫脹や疼痛、偶発症の発現頻度も異なります。術前にあらかじめ説明を受けたうえで症状が出た場合には、想定の範囲内のものと考えられますが、説明もないままに症状が出た場合には予知していなかったことと患者は判断し、大きな心配や不安を抱え、われわれへの不信

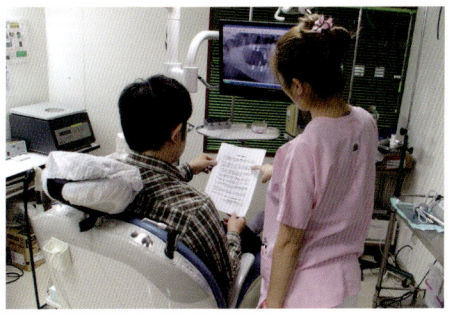

図㉗　術後の注意事項　　　　　　　　　　図㉘　文書を患者と一緒に見ながら説明する

感に繋がる可能性が高くなります。

　そのため、術前から繰り返し説明を行い、術後には口頭だけでなく文章で注意事項や偶発症について説明することが、患者の安心へと繋がるでしょう（図㉗㉘）。

CHECK POINT!

患者に安心してもらうために
術前・術後と、繰り返し説明を行う。

【参考文献】
1) 第一三共ヘルスケア：日本人の「痛み」実態調査．2012．
2) 日本歯周病学会：糖尿病患者に対する歯周治療ガイドライン．2008．
3) Morimoto Y, Niwa H, Minematsu K: Hemostatic management of tooth extractions in patients on oral antithrombotic therapy. J Oral Maxillofac Surg, 66(1): 51-57, 2008.
4) 日本脳卒中学会：脳卒中治療ガイドライン．2009．
5) 三辺正人，吉野敏明：細菌検査を用いた歯周治療のコンセプト−リスクコントロールとしての抗菌療法．医学情報社，東京，2005：98-99．
6) 髙橋一夫，池澤善郎：薬物アレルギーにおける皮膚テスト及び in vitro test の評価と将来展望．アレルギーの臨床，20：121-125，2000．
7) 日本化学療法学会臨床試験委員会皮内反応検討特別部会：抗菌薬投与に関連するアナフィラキシー対策のガイドライン．2004．
8) 堀内淑彦：Ampicillin, Cephalothin, Cephaloridine の皮内反応について．診断と治療，59：509-513，1971．
9) 石崎 達：即時皮内反応−陽性判定基準を中心にして．アレルギー，12：14-32，1963．
10) 藤本和久：薬疹の診断と治療−重症型薬疹への対応−．日医大会誌，2(2)：103-107，2006．

6 インプラント印象と上部構造装着のアシスタントワーク

田中良枝（歯科衛生士）　**吉野敏明**（歯科医師）
Yoshie TANAKA　　　　　　Toshiaki YOSHINO

> インプラントの上部構造の印象や装着の際のアシスタントワークによって、仕上がりの善し悪しが変わってしまう可能性があります。インプラントは精密であり、印象時に少しでも浮いたりずれたりすることで、装着できない事態になってしまう可能性があります。アシスタントは印象と装着時の手順を熟知していることが大切であり、わからない場合は歯科医師との十分な打ち合わせが必要です。

◆ インプラント上部構造の印象前の構造

　患者の口腔内に埋入されているインプラントが1社のインプラントメーカーのものとは限らないため、印象前には必ずインプラントのメーカー、サイズを確認し、印象時に必要なインプレッションコーピング、ドライバーの準備が必要となります。また、歯科医師とどのような手順で行うか、印象時に必要なものがあるかないかを確認しておく必要があります。インプレッションコーピングがオープントレー用の場合は個人トレーが必要となるので、歯科技工士へ依頼が必要となります。患者の口腔内の状況などによっても個人トレーが必要となるので、次回印象の予約をとったときに歯科医師に確認することが大切です。

CHECK POINT!

インプラントの印象前には、
入念な準備と確認が必要になる。

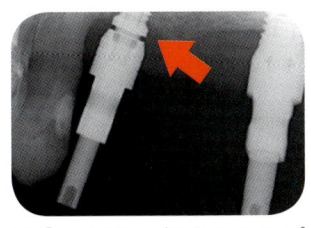

図❶　矢印の部分のインプレッションコーピングがインプラントと適合していない。この場合、もう一度やり直す必要がある

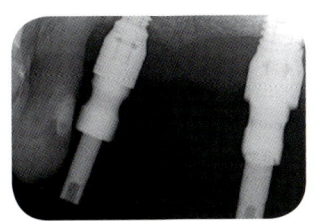

図❷　インプレッションコーピングが適合した状態

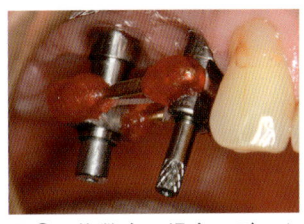

図❸　複数本の場合、デンタルX線撮影で適合が確認されたら固定を行う

インプラント上部構造印象時のアシスタントワーク

1 ヒーリングアバットメント、プロビジョナルレストレーションの除去

　ヒーリングアバットメントやテンポラリー用UCLAアバットメントを使用して作製したプロビジョナルレストレーションを外す際、アシスタントはインプラントドライバーの後ろの部分をインスツルメントで押さえます。万が一、インプラントドライバーから手が離れるようなことがあったとしても、アシスタントが押さえているので口腔内への落下を防ぐことができます。また、万が一に落下させてしまった場合は、アシスタントが患者の頭を左右どちらかに向けるか、バキュームやインスツルメントで素早く取り除くことが重要になります。

2 インプレッションコーピングの装着

　インプレッションコーピングは、あらかじめどれを使うかを歯科医師に確認し、準備をしておきます。ヒーリングアバットメントやプロビジョナルレストレーションを外し、プラットホームに歯肉がかぶっていないことを確認したら、直ちにインプレッションコーピングの装着を行います。とくに、埋入深度が深い場合、インプレッションコーピングの装着に時間がかかってしまうと、プラットホームに歯肉がかぶってきてしまい、患者に苦痛を与えてしまう結果となります。インプレッションコーピングを装着する部位が複数ある場合は、ヒーリングアバットメントやプロビジョナルレストレーションを除去してから装着するように工夫する必要があります。インプレッションコーピングが適合しているかは、デンタルX線写真を撮影し、確認します（図❶❷）。

3 固定

　上部構造が複数本ある場合、固定が必要となります。使用済みのバーなどを用いて、パターンレジンなどでインプレッションコーピング同士の固定を行います（図❸）。

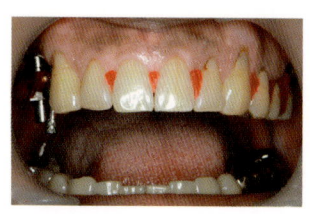

図❹ アンダーカットがある部位や仮着している補綴物が口腔内にある場合、ブロックアウトを行う

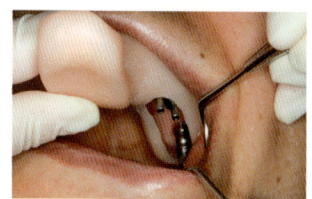

図❺ 個人トレーの試適を行いインプレッションコーピングが出ている事を確認する。

4 印象

　インプラントの上部構造の印象の場合はシリコーン印象材を使用するため、印象前には動揺歯、歯間空隙が広い部位、仮着している補綴物、アンダーカットになっている部位は、ユーティリティーワックスやワッテ等でブロックアウトをしておく必要があります（図❹）。ブロックアウトをしていないと、補綴物が脱離してしまったり、印象時に動揺歯を抜歯してしまう可能性があるため、印象前の準備が必要です。

　個人トレーを使用する場合（オープントレー法での印象）は、必ず試適を行い、インプレッションコーピングが個人トレーのくり抜いた部分から出ることを確認します（図❺）。出ない場合には指示を出すか、歯科医師に調整してもらいスムーズに着脱できることを確認します。その後、個人トレーにはシリコーン印象材専用のアドヒーシブを塗布します。印象時には、トレーに印象材を入れ、歯科医師が口腔内へ挿入しやすい位置で渡します。挿入後は印象が硬化するまで押さえます。このとき、押さえる力が不均等だと精密な印象とならず、再印象となると最初からやり直しとなり、時間がかかるだけでなく、患者にも苦痛を与えることになるので注意が必要です。

CHECK POINT!

トレーを押さえる力が不均等だと再印象となり、患者にも苦痛を与えることになる。

◆ インプラント上部構造装着時のアシスタントワーク

　インプラント上部構造装着前の準備として、補綴物ができ上がっていることを確認した後で、装着へと移行します。

1 ヒーリングアバットメント、プロビジョナルレストレーションの除去

　印象時と同じように、ヒーリングアバットメントとプロビジョナルレストレーション除去の際には、ドライバーの後ろの部分をインスツルメントで押さえて口腔内への落下を防ぎます。また、ヒーリングアバットメントやプロビジョナルレストレーションの落下の際にも、素早く対応できるように準備しておきます。

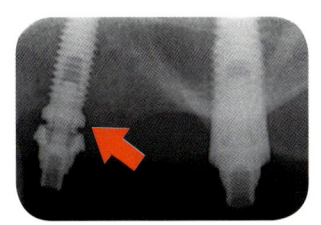

図❻ 矢印の部分が適合していない。この場合、もう一度やり直す必要がある

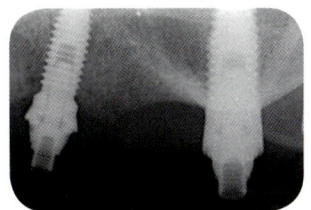

図❼ 内冠と結合した状態

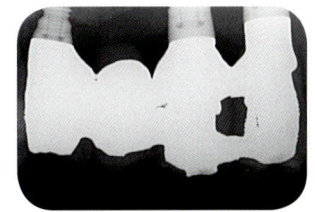

図❽ 内冠と上部構造が結合するか、デンタルX線で確認する

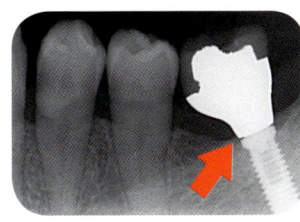

図❾ 上部構造が適合してない状態

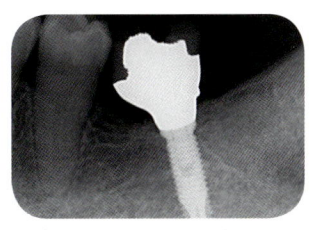

図❿ 上部構造が適合した状態

2 上部構造の装着

　セメント固定式の上部構造の場合、内冠を外す際にどちらが頬側かをわかるようにしておいたほうが素早く装着できるため、マジック等でマーキングしておくとスムーズに治療を進行できます。内冠装着後はデンタルX線写真を撮影し、問題がないことを確認します。デンタルX線写真撮影で内冠だけでなく、外冠を装着しているところも撮影し、外冠が浮いていないことを確認します（図❻～❽）。

　スクリュー固定式の上部構造の場合は、ヒーリングアバットメントを除去した後、上部構造を試適します。その後、デンタルX線写真を撮影して適合しているかを確認します（図❾❿）。デンタルX線写真にて適合を確認した後、アバットメントスクリューを締結します。アクセスホールが咬合面や舌側面に付与されています。アクセスホール充塡の際は、まず綿球を入れ、その上から仮封材などで仮封した後、光重合レジンなどで充塡を行います。

CHECK POINT!

装着後、デンタルX線写真で適合を確認する。

【参考文献】
1）依田　泰，金田祐子，監著：インプラント治療を成功に導くチームアプローチ．デンタルダイヤモンド社，東京，2008．

7 プロビジョナルレストレーションでの歯科技工士と歯科衛生士の連携

田島祥子（歯科衛生士） **青柳 晃**（歯科技工士） **田中真喜**（歯科医師）
Sachiko TAJIMA　　Akira AOYAGI　　Maki TANAKA

インプラント治療を行う際には、補綴主導型の治療と外科主導型の治療とで治療計画が大きく異なります。昨今、材料や技術の進歩と患者の治療に対するニーズの向上に伴い、より機能的かつ審美的に失われた組織を再建する補綴主導型の治療が多く行われています。機能的かつ審美的な治療結果を得るためには、治療を開始する前に最終ゴールとなる最終補綴の形態を考慮し、そのうえで骨造成量やインプラントの埋入ポジションの決定などを行う、ゴールを見据えた治療法であるトップダウン・トリートメントの考え方が必要となります（図❶）。治療を開始する前より最終補綴の形態を考慮するためには、初診の段階から歯科技工士が治療へ介入することが必要です。歯科技工士が作製した診断用ワックスアップをもとに、最終ゴールを見据えて歯科医師・歯科衛生士・歯科技工士の三者が綿密な打ち合わせと計画を立て、治療が進められるのです。そして、最終補綴装着前の最終段階であるプロビジョナルレストレーション装着時に、機能的かつ審美的のみならず清掃性もよい補綴物の形態を決定する必要があります。ここでは、初診から最終補綴装着時までにおける歯科技工士と歯科衛生士との連携について述べます。

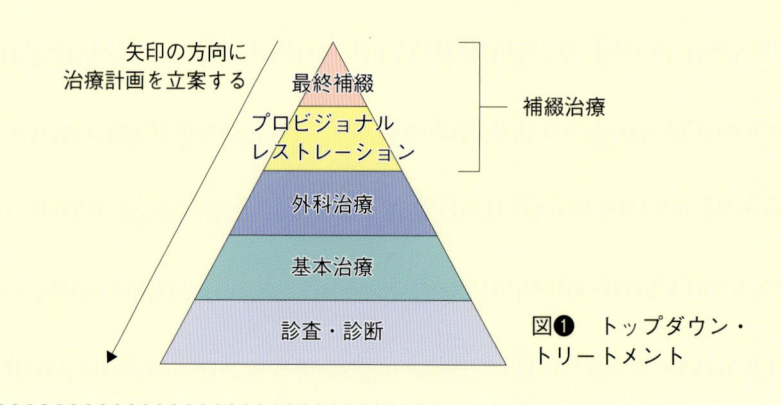

図❶　トップダウン・トリートメント

（ピラミッド図：下から 診査・診断／基本治療／外科治療／プロビジョナルレストレーション／最終補綴。上側2段が補綴治療。矢印の方向に治療計画を立案する）

各治療段階における歯科技工士と歯科衛生士の共有すべき情報とは

1 初診時

トップダウン・トリートメントでは、最初に診断用ワックスアップで、ある程度の治療ゴールを見据えます。そのため、初診時に歯科医師を中心として歯科技工士、歯科衛生士の三者がディスカッションしながら治療計画の立案、治療方針を決定します。

治療のプランニングは、まずはじめに問診や各種検査で得られた患者情報をもとにアイディアルプランを立案します。アイディアルプランとは、ワールドスタンダードな診断基準に基づき、患者の経済的な問題や時間的な余裕などを考慮せずに医学的な観点のみから立てられる治療計画です。プランに基づき歯科技工士が診断用ワックスアップを作製し、インプラントの埋入本数や位置、硬組織や軟組織の増大量の予測を立てます。

その後、患者にアイディアルプランを提示し、カウンセリングにより患者の経済的・時間的要望を加味して治療プランの修正を行います。この際、患者の治療に対する細かい希望や相談は、患者に最も近い立場である歯科衛生士が中心となって聞くように当診療所では心がけています。患者が納得するまで十分な相談と説明を行い、治療方針を決定します。そのうえで、歯科技工士は患者の希望を考慮に入れ、診断用ワックスアップの修正を行い、歯科医師・歯科衛生士との打ち合わせを経て最終補綴設計が決定されます（**表❶**）。

2 プロビジョナルレストレーション装着時〜装着中、最終補綴印象まで

一連の外科処置が終了し、初診時に計画した最終補綴の形態を実際の口腔内に装着して、周囲組織との調和や機能的・審美的な回復ができているかを確認するための治療段階が、プロビジョナルレストレーションです。計画どおりの形態で形を変えずに最終補綴に移行する場合もありますが、多くの場合はこの段階で微

表❶　インプラントの最終補綴設計を立案するうえで共有する患者情報

● 失われた歯の抜去歯や反対側同名歯のCTの情報
● スマイルライン、リップサポート、スマイルの分析、顔貌との調和
● 骨や歯肉の情報、隣在歯の骨レベル
● ブラキシズムの有無
● 上部構造の種類（スクリューか、セメント合着タイプか）
● 患者の希望する色調・形態

調整が必要となります。初診時のインプラント周囲組織はあくまで理想的に付与した形態であり、100％の再現が難しいことと、模型は石膏やワックスなど固定された動かないものである一方、口腔内は隣在歯や骨、歯肉など可動性のものと非可動性のものが混在するため、組織の弾性の違いによるギャップが生じるからです。

　この微調整の際に重要なのが、口腔内の状況や清掃状態、患者の希望などチェアーサイドで仕入れた情報を歯科技工士に的確に伝えることです。この際も患者にとって最も話しやすい立場におり、患者のブラッシングの癖などを理解している歯科衛生士がコミュニケーションの中心となって、歯科医師や歯科技工士に情報を伝達し、プロビジョナルレストレーションの形態修正に役立てます。この段階で形態を決めることによって、より患者満足度の高い最終補綴の仕上がりとなります。

　以下に、プロビジョナルレストレーションの微調整の実際を、症例を交えて説明します。

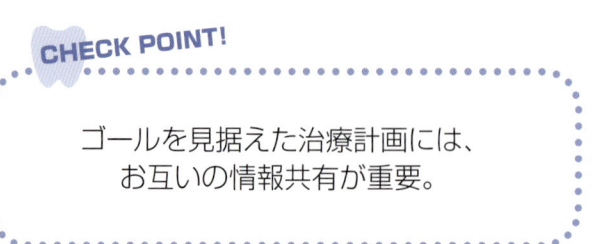

CHECK POINT!

ゴールを見据えた治療計画には、
お互いの情報共有が重要。

◆ プロビジョナルレストレーションから最終補綴装着までのチェアーサイドとラボサイドの連携

　患者は51歳、女性。2┘の歯冠の脱落と違和感を主訴に来院しました。同部位は歯根破折しており、保存不可能と診断して抜歯の適応となりました。両隣在歯が天然歯であり、患者は歯の保存を強く希望したため、同部位はインプラントを埋入して審美的・機能的回復を図ることとしました（**図❷**）。

1 治療計画

　歯科医師・歯科衛生士・歯科技工士の三者でトップダウン・トリートメントでのアイディアルプランを立案し、診断用ワックスアップにて補綴設計を検討しました。その後、複数回患者とカウンセリングを行い、最終的な治療計画、補綴設計を決定しました（**表❷**）。

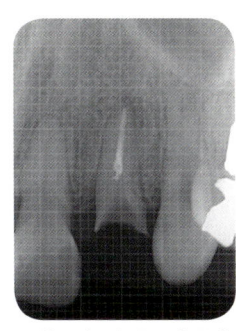

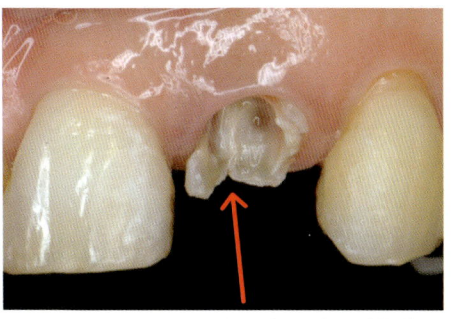

図❷　初診時。歯冠部にマイクロクラック、根尖部に歯根破折像が認められた

表❷　トップダウン・トリートメントで立案した治療計画

①	診査・診断
②	MTM（エクストルージョン）
③	GBRを併用した抜歯即時埋入
④	ロケーションインデックスの採得
⑤	二次オペ・カスタムヒーリングアバットメント装着
⑥	プロビジョナルレストレーション装着・調整
⑦	最終補綴装着

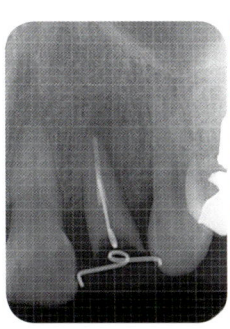

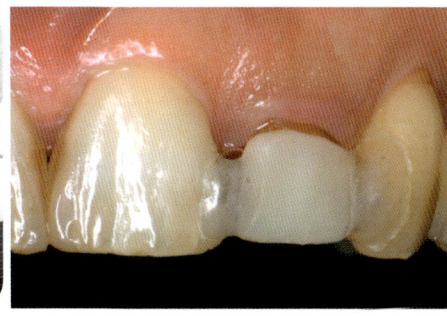

図❸　MTM開始2ヵ月後。軟組織を温存する目的で|2のエクストルージョンを行った

2 インプラント埋入

　患者のバイオタイプは厚く、唇側にも骨壁が存在したため、大幅な軟組織と硬組織の増大は必要ないと歯科医師が診断しました[1]。しかし、唇側の歯肉レベルを歯冠側に移動し、軟組織の温存を図ってから外科処置に移行することとしました。まず歯科医師が|2の矯正的挺出を（図❸）、その後抜歯即時・フラップレスでインプラント埋入を行い、フィクスチャーと骨のギャップに骨補填材を填入しました。

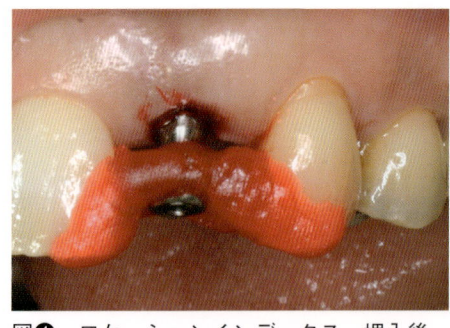

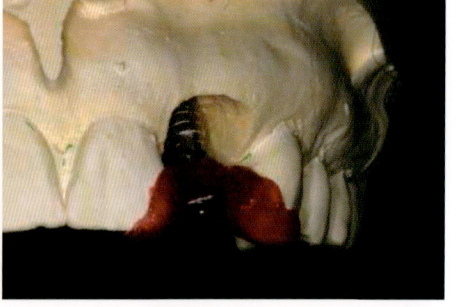

図❹ ロケーションインデックス。埋入後、パターンレジンを用いてインプラントの埋入深度・近遠心・頬舌的位置を記録した

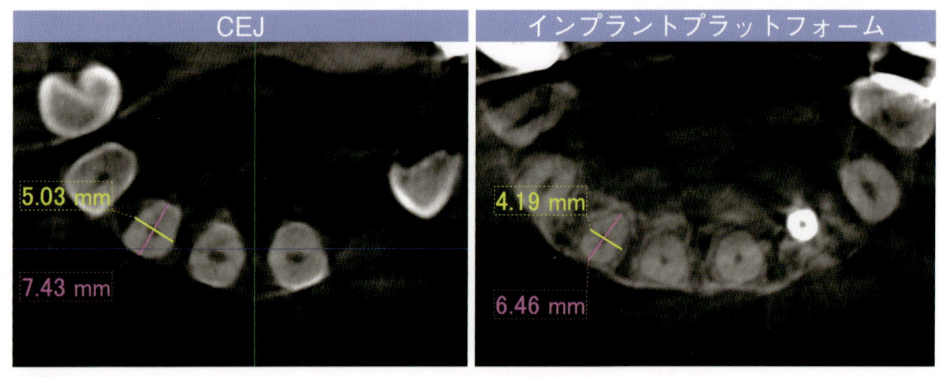

図❺ カスタムヒーリングアバットメント作製前に歯科技工士に渡された CT データ。反対側同名歯の歯根形態を参考に、カスタムヒーリングアバットメントのサブジンジバルカントゥアを形成するため、上記の CT を使用した

3 カスタムヒーリングアバットメントの製作

　埋入から 4 ヵ月経過後、オッセオインテグレーションが確認できたため、歯肉に最小限の切開を加えてロケーションインデックスを採得しました。これを用いて、歯科技工士が模型上にインプラントポジションを再現しました（図❹）。反対側同名歯の CEJ とインプラントプラットフォーム相当部の CT データ（図❺）をもとに、歯根形態を付与したカスタムヒーリングアバットメントとプロビジョナルレストレーションを作製しました（図❻）。

4 歯肉整形・カスタムヒーリングアバットメントの装着

　カスタムヒーリングアバットメントを作製した模型の歯肉形態を参考にし、歯科医師が歯肉整形を行ってカスタムヒーリングアバットメントを装着しました（図❼）。

　カスタムヒーリングアバットメント装着直後は歯肉に貧血帯を認めましたが、

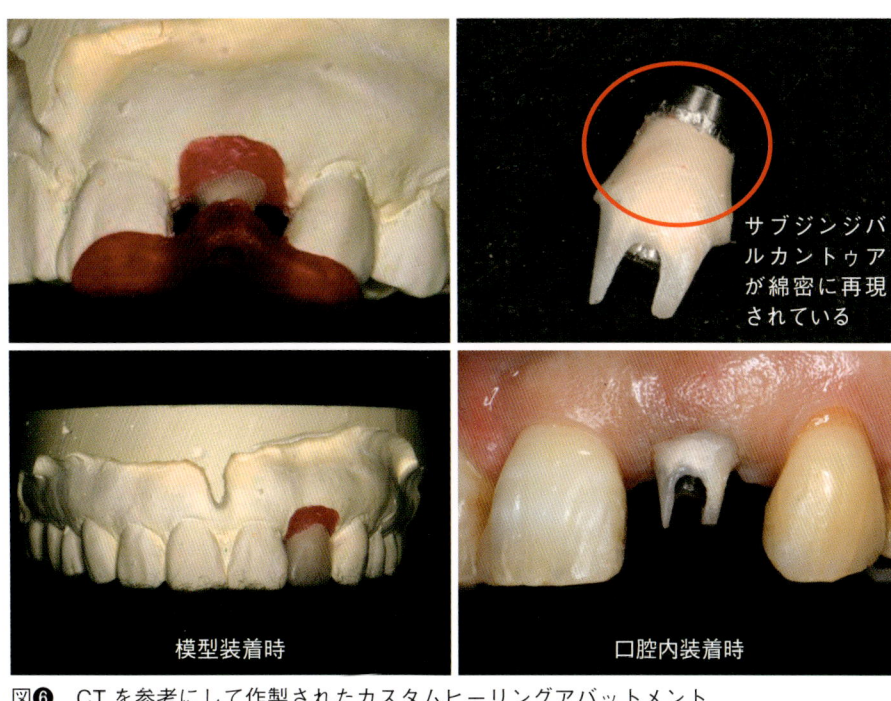

図❻ CTを参考にして作製されたカスタムヒーリングアバットメント

サブジンジバルカントゥアが綿密に再現されている

模型装着時　　　　　口腔内装着時

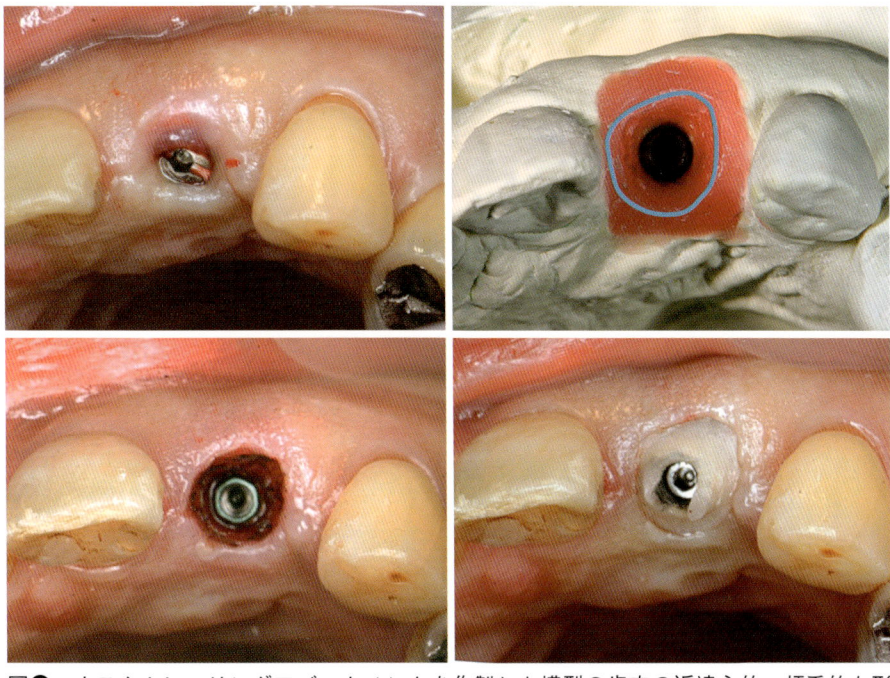

図❼ カスタムヒーリングアバットメントを作製した模型の歯肉の近遠心的、頬舌的な形態を参考にして歯肉形態の修正を行い、カスタムヒーリングアバットメントを装着した

65

３分後に消失したため、歯肉を圧接する圧力は問題ないと歯科医師が判断し、プロビジョナルレストレーションを装着しました。患者に歯肉側から歯冠側に歯ブラシを動かし、歯間ブラシは使用しないよう歯科衛生士が指導を行いました。

5 プロビジョナルレストレーションの調整

　プロビジョナルレストレーション装着より１週間後の来院時には、唇側の近心歯面にプラークが付着しており、鼓形空隙の大きさの変化は認めませんでした。歯科衛生士はこれらのチェアーサイドでの情報を歯科医師と歯科技工士に伝え、プロビジョナルレストレーションの装着を行うこととしました。近心の歯肉のカントゥアが大きく、コンタクトポイントが切端寄りに位置づけられているため、歯科技工士がラボサイドで形態修正を行いました。近心のカントゥアを小さくし、コンタクトポイントを歯冠側に１mm移動し、クリーピングを促す形態に変更しました（図❽❾）[2,3]。

　患者ははじめ、歯科衛生士に「黒い隙間があいている」と不満を訴えていましたが、正しいブラッシングを行うことで時間の経過とともに歯肉がクリーピングしてくることを伝え、歯科衛生士は患者に軟毛ブラシでの歯冠側の清掃を指導しました。

　その後、患者に１週間ごとに来院してもらい、歯科医師の指導のもと歯科衛生士が口腔内の清掃状態を評価した後に、歯科技工士がラボサイドでカスタムヒーリングアバットメントとプロビジョナルレストレーションの形態修正を行いました。

　プロビジョナルレストレーション装着より１ヵ月後、歯肉のクリーピングは順調に進み、歯間乳頭を再建することができました。

6 最終補綴への移行

　最後の段階では、歯科衛生士が現在のプロビジョナルレストレーションについての患者の率直な意見を問診しました。患者は「形はよいが、もっと白くて透明感のある被せ物がよい」と訴えたので、それを歯科技工士と歯科医師に伝え、最終補綴の色・形態・マテリアルを相談して決定しました。

　その後、最終補綴の印象採得を行いました。最終補綴のための印象は、カスタムヒーリングアバットメントで付与したサブジンジバルカントゥアの形態を作業模型に忠実に再現するために、カスタムインプレッションポストを作製し、使用しました。カスタムインプレッションポストは、カスタムヒーリングアバットメントをラボサイドが預かって簡易的なガム模型を作製し、その後、既製のインプレッションポストにレジンを流し込んで作製しました（図❿）。現在、最終補綴装着後３年が経過しましたが、経過は良好です（図⓫）。

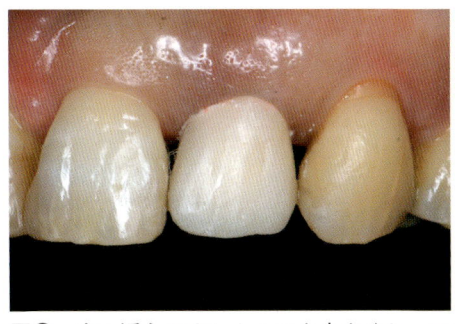

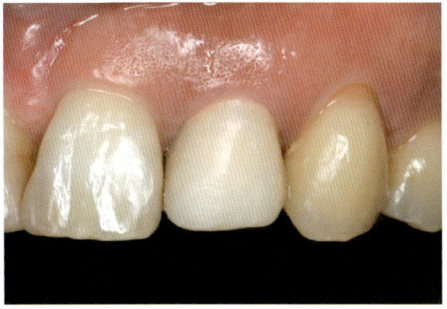

図❽　左：近心のカントゥアを小さくし、コンタクトポイントを1mm歯頸側に移動した。
右：1ヵ月経過後、歯肉のクリーピングと歯間乳頭の再建を認めた

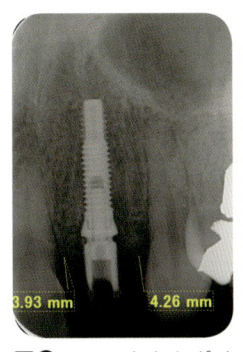

図❾　コンタクトポイント調整後のデンタルX線写真。近心・遠心とも歯槽骨頂からコンタクトポイントまで4.5mm以内に調整した。よって、歯間乳頭の再建は可能であることがわかる

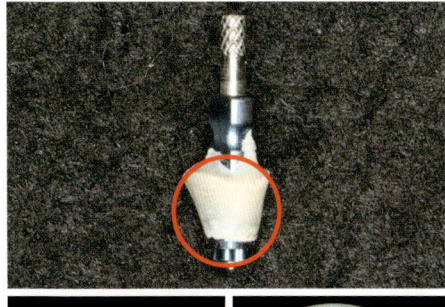

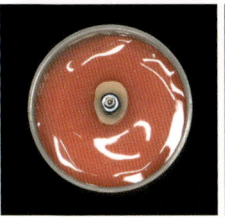

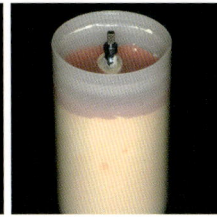

図❿　カスタムインプレッションポストの作製。フィルムケースを使い、カスタムヒーリングアバットメントのサブジンジバルカントゥアの形態を印象する

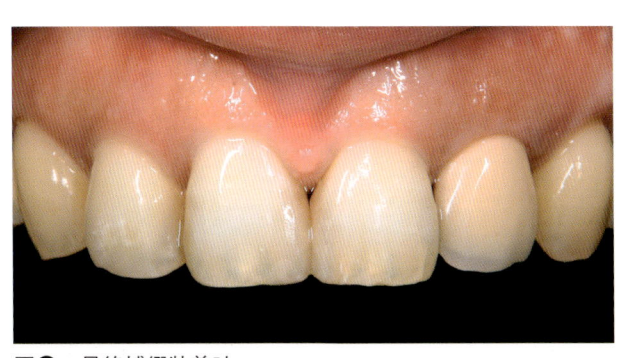

図⓫　最終補綴装着時

インプラントの上部構造の作製にあたり、審美的かつ機能的で清掃性のよい補綴物を装着するためには、上記のように初診時から最終補綴装着時まで歯科医師・歯科技工士・歯科衛生士の三者が連携をとって治療に取り組む必要があります（図❷❸）。とくにプロビジョナルレストレーションでの段階において、歯科技工士と歯科衛生士が患者情報を共有し連携を図ることで、細部の形態を微調整することが可能となります。エステティックゾーンに対するインプラント治療を行う際には、とくに歯科衛生士と歯科技工士との綿密な連携がよりよい治療結果に繋がると考えています。

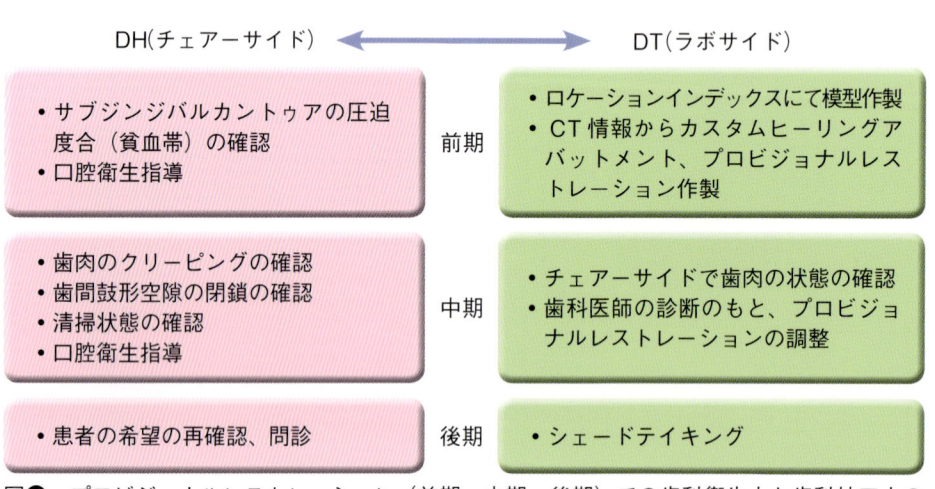

DH（チェアーサイド）		DT（ラボサイド）
・サブジンジバルカントゥアの圧迫度合（貧血帯）の確認 ・口腔衛生指導	前期	・ロケーションインデックスにて模型作製 ・CT情報からカスタムヒーリングアバットメント、プロビジョナルレストレーション作製
・歯肉のクリーピングの確認 ・歯間鼓形空隙の閉鎖の確認 ・清掃状態の確認 ・口腔衛生指導	中期	・チェアーサイドで歯肉の状態の確認 ・歯科医師の診断のもと、プロビジョナルレストレーションの調整
・患者の希望の再確認、問診	後期	・シェードテイキング

図❷　プロビジョナルレストレーション（前期、中期、後期）での歯科衛生士と歯科技工士の役割

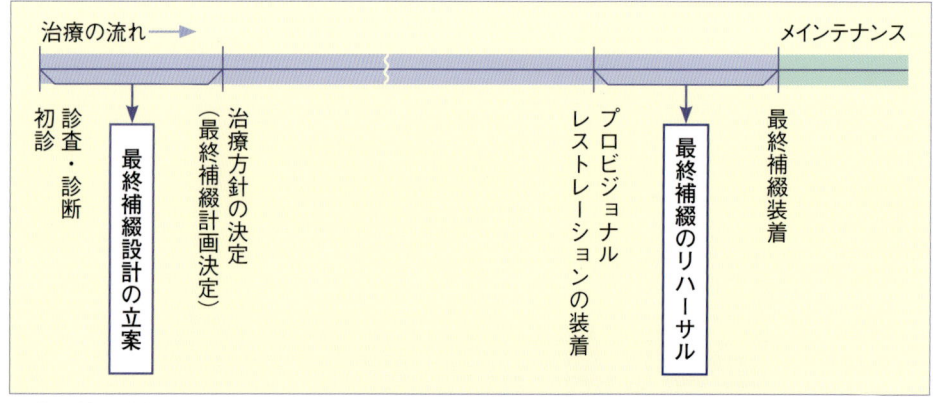

図❸　補綴物作製において、これらの段階で歯科技工士と歯科衛生士が情報共有する

> **CHECK POINT!**
>
> 情報共有による連携により、各治療段階で患者の要望に応えることができる。

【参考文献】

1) Salama H, Salama MA, Gaber D, Adar P: The interproximal height of bone, A guide post to predictable aesthic strategies and soft tissue contours In anterior tooth replacement. Pract Periodontics Aesthet Dent, 10: 1131-1141, 1998.
2) Choquet V, Hermans M, Adriaenssens P, Daelemans P, Tarnow DP, Malevez C: Clinical and radiographic evaluation of the papilla level adjacent to single-tooth dental implants. A retrospective study in the maxillary anterior region. J Periodontol, 72(10): 1364-1371, 2001.
3) Wilson TG, Wever HP: Classification of and Therapy for Areas of Deficient Bony Housing Prior to Dental Implant Placement. Int J Periondont Rest Dent, 13: 451-460, 1993.
4) 水上哲也（監修）：インプラント治療はチームアプローチ／検査・診断・コンサルテーション．医歯薬出版，東京，2009．
5) 下川公一，他：咬合治療とインプラント治療におけるトップダウントリートメント．歯界展望，117(2)：251-261, 2011.
6) 水上哲也，他：抜歯後即時インプラント埋入におけるソフトティッシュマネージメントの適応とテクニック．クインテッセンス・デンタル・インプラントロジー，12(3)：22-33, 2005.
7) 水上哲也，他：軟組織のマネージメントを考慮したプロビジョナルクラウンの製作．歯科技工別冊，56-59, 2004.
8) 船登彰芳，石川知弘：4-Dコンセプトインプラントセラピー　審美治療のためのティッシュマネジメントのテクニックとタイミング．クインテッセンス出版，東京，2008．
9) 小野善弘，宮本泰和，浦野 智，松井徳雄，佐々木 猛：改訂第2版 コンセプトをもった予知性の高い歯周外科処置．クインテッセンス出版，東京，2013．

8 メインテナンス移行時のポイント

巻島由香里 (歯科衛生士)
Yukari MAKISHIMA

> インプラント治療が終了し、メインテナンスへ移行する時期はどのようにして決定すべきでしょうか。メインテナンス移行時期の決定は口腔内の問題点が解決されていること、患者のインプラント治療をするに至った経緯を知り、歯周病の再発を防止するための根本的な原因除去がなされていることが、メインテナンスへ移行するための条件となります[1]。

◆ インプラント治療後のメインテナンス～歯科衛生士の対応～

　インプラントに問題が生じた場合、治療終了後のメインテナンス時に発見されることがほとんどではないでしょうか。すなわち、メインテナンスに主体となってかかわる歯科衛生士がインプラント周囲の状態の変化に気づけるかが重要なポイントとなってきます。メインテナンス時は起こり得るトラブルを予測し、注意深く観察します（**表❶**）。また、メインテナンスの重要性を患者に理解してもらい、継続的な受診を促すことにも歯科衛生士の果たす役割は大きいといえます。

　メインテナンス時には、インプラント周囲の違和感の有無や咬合痛、打診痛の有無など、些細な変化がないか問診をとります。口腔内所見では、インプラント周囲の発赤、腫脹、排膿、歯肉退縮、フィステルの有無など、注意深く観察を行います。また、インプラントの動揺の有無、インプラント周囲の歯肉の触診による歯肉溝滲出液の観察などもインプラント周囲炎の発見や早期治療に繋がる重要な検査です。

　歯科衛生士がメインテナンス時にこれらの異常を発見したならば歯科医師に報告し、歯科医師はX線写真などから詳細な検査を行うべきです（**表❷**）。

表❶　メインテナンス時に発見される起こり得るトラブル

細菌による炎症
・インプラント周囲粘膜炎
・インプラント周囲炎
オーバーロード（過重負担）
・チッピング
・スクリューの破折
・対合歯の動揺、アバットメントの緩み
・顎関節症状

表❷　メインテナンス時のチェック事項

- ☐ プラークの付着
- ☐ インプラント周囲粘膜の発赤・腫脹
- ☐ プロービング時の出血（BOP）／排膿の有無
- ☐ プロービング深さ
- ☐ 角化歯肉の幅
- ☐ インプラント周囲歯肉溝滲出液
- ☐ インプラント周囲の歯肉退縮
- ☐ X線写真による骨吸収の状態
- ☐ 違和感の有無（セメンタイティスなど）
- ☐ インプラントの動揺の有無（スクリューの緩み、セメントアウト、フィクスチャーの破折、ディスインテグレーション）
- ☐ 咬合痛、打診痛の有無（ディスインテグレーション、オーバーロード）
- ☐ 咬合（摩耗、フレミタス、コンタクトの開きなど）

CHECK POINT!

インプラント治療後の問題はほとんどがメインテナンス時に発見される。

症例：全顎インプラント治療とメインテナンス経過

　患者は初診時60歳の女性で（1996年）、喫煙者です。全身的特記事項はありません。主訴は審美性のある口腔内にしたいとのことでした（図❶）。1996年当時、細菌検査などのキットは市販されておらず、細菌検査などは行っていません。禁煙指導後、通法に則り、口腔清掃指導、歯周基本治療、歯周外科後、全顎の補綴治療を行いましたが、数年後に歯周炎が再発し、根面カリエスや歯根破折も伴い、すべての歯が保存不可能となってしまいました（図❷）。

　患者は2006年に、細菌や咬合を含めた原因を徹底して除去したのち、全顎のインプラント治療をすることとなりました。細菌検査の結果、歯周病原細菌が総菌数に対して93.86％という、歯周病原細菌が主体となる信じられないような菌叢でした。口腔清掃は極めて良好であったため、速やかに補綴物をテンポラリーに交換するとともに、清掃が困難な破折歯は抜歯し、抗菌療法を行いました[2,3]。

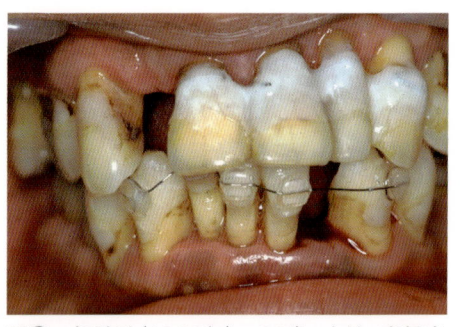

図❶ 初診時（1996年）。60歳、女性、喫煙者。主訴は審美性のある口腔内にしたいとのことであった

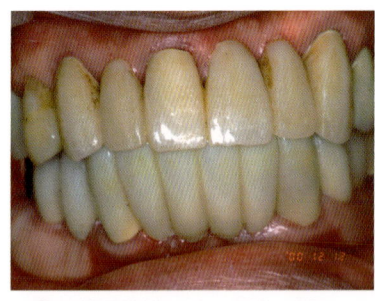

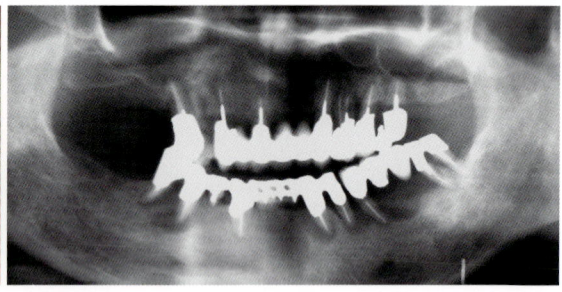

図❷ 禁煙指導の後に通法に則り、口腔清掃指導、歯周基本治療、歯周外科後、全顎の補綴治療を行ったが、数年後に歯周炎が再発し、根面カリエスや歯根破折も伴い、すべての歯が保存不可能となってしまった

表❸ 歯周炎再発時、総菌数に対して歯周病原細菌が93.86％という高比率の菌叢であったが、清掃が困難な破折歯は抜歯し、抗菌療法を行った。その3ヵ月後の再検査では、すべての歯周病原細菌が基準値以下となった[2]

サンプリング部 3̄	インプラント治療前 2006年2月20日		歯周治療・抗菌療法後 2006年3月29日		
	菌数	対総菌数比率	菌数	対総菌数比率	基準値
総菌数	910,000	—	4,300,000	—	—
A. actinomycetemcomitans	10未満	0.000%	10未満	0.000%	<0.01%
P. gingivalis	340,000	37.36%	10未満	0.00%	<0.5%
T. forsythia	370,000	40.66%	6,000	0.14%	<0.5%
T. denticola	4,000	0.44%	10未満	0.00%	<5.0%
P. intermedia	170	0.02%	10未満	0.00%	<2.5%
F. nucleatum	140,000	15.38%	4,800	0.11%	-

3ヵ月後の再検査では、すべての歯周病原細菌が基準値以下となりました（**表❸**）。患者は固定性の補綴物を極めて強く希望しており、一次的にも可撤性義歯の使用を受け入れてくれませんでした。そのため、抜歯とソケットプリザベーション、GBR、サイナスリフトを行いながら、天然歯とインプラントとテンポラリーインプラントが共存しながらの治療となりました。これだけの骨欠損において、咬合を維持しながらの埋入では、位置や本数は理想的とはならず、何本かのインプラントは即時荷重とせざるを得ず、とくに上顎では数本のインプラントの早期失敗が起こり、苦労は絶えませんでした。しかしながら、治療後の経過は良好で、3年後の細菌検査では歯周病原細菌は検出されませんでした（**図❸❹、表❹**）。

メインテナンス間隔は、移行初期の半年は月に1度、まずは患者に全顎インプラントの口腔清掃に慣れてもらうため、口腔清掃指導によるプラークコントロールの徹底をメインに行いました。メインテナンス移行時初期、下顎前歯部のイン

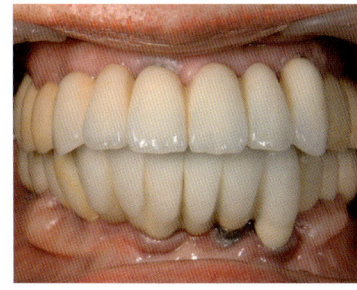

図❸　2009年メインテナンス時。歯周病原細菌は検出されなかった

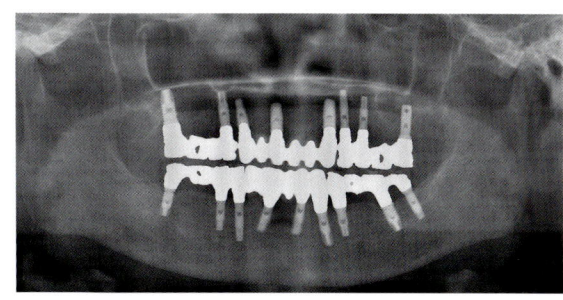

図❹　治療終了時から3年後。経過は短いため、メインテナンスでの注意深い観察が必要である

表❹　インプラント治療終了から3年後、歯周病原細菌は検出されなかった（唾液よりサンプリング）[2]

	メインテナンス時 2009年12月19日		
	菌数	対総菌数比率	基準値
総菌数	1,800,000,000 (saliva)	―	―
A. actinomycetemcomitans	10未満	0.000%	<0.01%
P. gingivalis	10未満	0.000%	<0.5%
T. forsythia	10未満	0.000%	<0.5%
T. denticola	10未満	0.000%	<5.0%
P. intermedia	10未満	0.000%	<2.5%

プラント周囲に炎症がみられました。月に1度のメインテナンスを数回行うも炎症の改善がみられませんでした。原因は十分な角化歯肉が存在せず、インプラント周囲にプラークが停滞し、患者自身による清掃も困難であり粘膜に炎症を起こしていたことが考えられました。そこで、角化歯肉を獲得すべく遊離歯肉移植術を提案しました[4〜6]。しかし、患者は全顎のインプラント治療による頻回の手術により、「もう手術はしたくない」と拒絶しました。

　その後、再びメインテナンス間隔を短縮して来院を繰り返すも、やはり炎症の改善はみられませんでした。今後のインプラント周囲炎の発症のリスクを懸念してカウンセリングを行ったところ、患者の承諾が得られ、遊離歯肉移植術に踏み切りました。

　術後の下顎前歯部のインプラント周囲組織は安定し、患者の清掃性が向上しました（図❺）。メインテナンスは2ヵ月に1度とし、現在は3ヵ月に1度のメインテナンス間隔で来院し、良好な経過を辿っています（図❻❼）。

●　　　●　　　●

　メインテナンス移行前には十分に口腔内を観察し、問題となり得ることはすべて解決しておくことが望ましいでしょう。しかしながら、すべての問題の解決が困難な場合もあります。患者が継続的にインプラントで快適に過ごせるよう個々のライフステージに合わせて可能な限りの口腔内の環境整備をするべきです。

　とくに重度な歯周病患者のインプラント治療後は、インプラント周囲炎を発症するリスクを念頭におき、注意深くメインテナンスを行う必要があります。

CHECK POINT!

患者個々のライフステージに合わせて、
可能な限り口腔内環境を整備する。

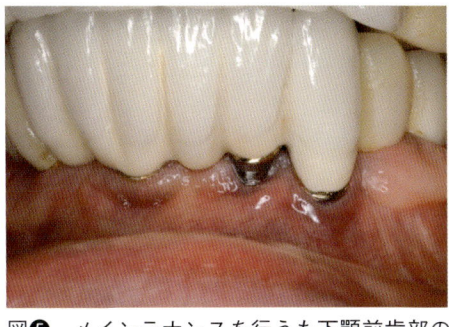

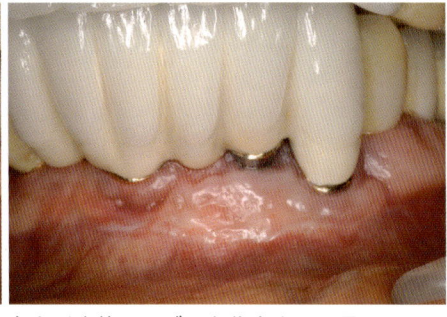

図❺　メインテナンスを行うも下顎前歯部の炎症が改善されず、角化歯肉の不足も原因のひとつと考えられた。患者を説得し遊離歯肉移植術を行った。左：2009年のメインテナンス時。プラークが停滞しやすく清掃が困難であった。右：遊離歯肉移植術後3ヵ月。十分な角化歯肉が得られ、清掃性が向上した

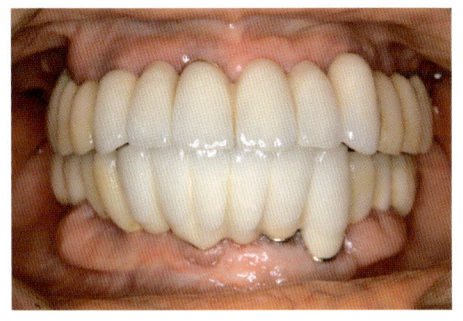

図❻　2011年のメインテナンス時。歯周組織は安定し、経過は良好である

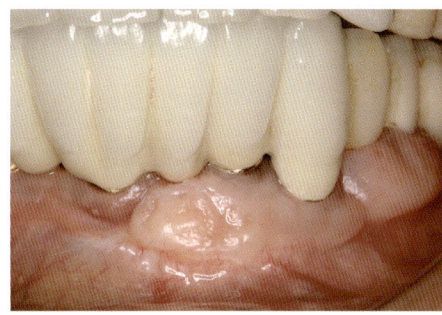

図❼　2014年のメインテナンス時。遊離歯肉移植術後5年が経過したが、歯周組織は安定している

【参考文献】
1）和泉雄一，吉野敏明（編）：インプラント周囲炎を治療する．医学情報社，東京，2010：74-85．
2）三辺正人，吉野敏明：細菌検査を用いた歯周治療のコンセプト―リスクコントロールとしての抗菌療法―．医学情報社，東京，2005．
3）吉野敏明，他：リアルタイムPCR法による初期治療前後の歯周病原性細菌の数と分布の変化について．日本歯周病学会誌，45（秋季特別号79），2003．
4）Grunder U, Hurzeler MB, et al: Treatment of ligature-induced peri-implantitis using guided tissueregeneration：A clilnical and histologic study in the beagle dog. JOMI, 8: 282-293, 1993.
5）Nevins M: Attached gingiva-mucogingival therapy and restorative dentistry. Int J Perio Rest Dent, 4: 9-27, 1986.
6）小野善弘，他：コンセプトをもった予知性の高い歯周外科処置．クインテッセンス出版，東京，2001．

9 他院で装着したインプラントの管理

髙橋優子（歯科衛生士）
Yuko TAKAHASHI

> インプラント治療が定着する一方で、インプラントのトラブルも増加しつつあります。ここでは、他院で装着したインプラントの管理をするにあたり、歯科衛生士としてどのようなことに注意を払いながら治療を行ったのか、また他院で治療したインプラントに対してどのような配慮が必要なのか、実際の症例をとおして解説します。

◆ 口腔内の問題と解決策

　患者は43歳、女性。数日前から2⎿のインプラントが動揺することを主訴に、当診療所に来院しました。初診時、主訴である2⎿のインプラントを触診すると唇舌側に動揺していました。プロービング時には出血を認め、歯肉は発赤、腫脹していました（図❶）。

　まずX線写真を撮影し、埋入されているフィクスチャーの形態を確認しました。次に参考書[1]を見て埋入されているインプラントのメーカーと種類を調べました。さらに詳しく問診を進めると、同部位のインプラントは1年前に最終上部構造をセットしたばかりであり、セットした当日からずっと違和感が続いているとのことでした。患者は"なぜこのようなことが起こるのか？"と疑問を抱き、歯科医師からの詳しい説明がほとんどないままインプラント治療が進んでいったことや、上部構造の形態が審美的に満足できないのに治療が終了してしまったこと、さらに治療が終わってからも違和感が続いていることや、インプラントが動揺してきたことで、前医に対して不信感をもっていると話していました。加えて、これらのことを直接前医に質問したいが、自分からは言いにくいので困っているとも話していました。

　このような経緯から、患者はインプラント治療に対して不安を抱えてしまい、これから治療を行ううえで、精神的サポートも必要なのではないか、と担当歯科

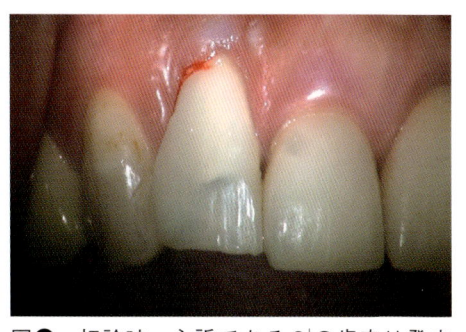

図❶ 初診時。主訴である 2| の歯肉は発赤、腫脹し、プロービングには出血を認めた

表❶ 患者が他院で受けたインプラント治療に対して不審に感じていたこと

- 前医から、治療に対しての詳しい説明を受けることなく、インプラント治療が始まった
- 最終上部構造を装着した当日から違和感が継続している
- 最終上部構造の形態に満足できないまま治療が終了した
- インプラントが動揺している

表❷ インプラントが動揺する原因

- アバットメントスクリューの緩み
- アバットメントスクリューの破折
- インプラントのディスインテグレーション

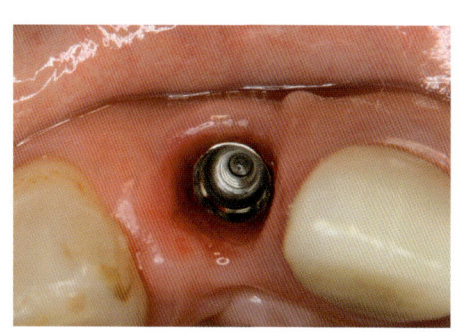

図❷ 上部構造を外してみると、フィクスチャー周囲の歯肉は発赤していた

医師に報告をしました（**表❶**）。

　歯科医師が患者に口腔内診査の結果とX線写真の所見を説明し、インプラントが動いている原因には3つの可能性があると説明しました。1つ目はフィクスチャーとアバットメントを固定するスクリューの緩み、2つ目はスクリューが破折しているため、3つ目はインプラントがディスインテグレーションしているためであり（**表❷**）、そのどれであるのかを診断するには、一度上部構造を外す必要があると説明をしました。患者は説明に納得し、同意を得たのでマイクロスコープ下にて上部構造を外すことにしました。

　ドライバーでスクリューを逆回転すると上部構造は簡単に外れました。スクリューの破折は認めず、幸いインプラント本体の動揺も認めず、当初からスクリューが既定のトルクで締められていないことが原因でした。上部構造の緩みのため、フィクスチャー周囲と、シッティングサーフェス、およびHEXにはプラークが停滞して歯肉が発赤しており（**図❷**）、取り外した上部構造には歯肉縁下歯石とプラークが付着していました（**図❸**）。この日はフィクスチャーの周囲を洗浄し、フォトダイナミックセラピー（PDT）で殺菌を行いました。後日、インプラント体はエルビウムレーザーでプラークと歯石を除去し、上部構造は超音波

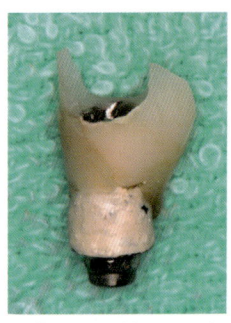

図❸ 取り外した上部構造。縁下歯石が沈着している

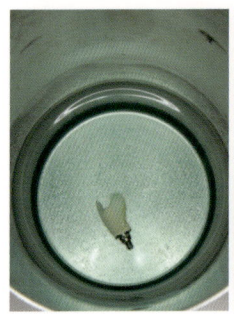

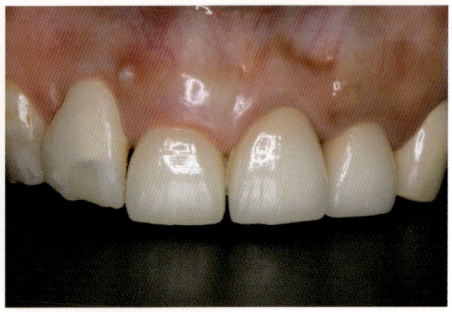

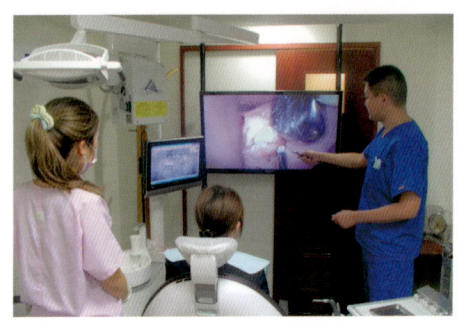

図❹ 薬液滅菌を行った後、口腔内に戻した

図❺ 歯科医師が治療中の様子をモニターに映して説明を行った

　洗浄機でプラークと縁上歯石を除去し、薬液滅菌を行ってから口腔内に戻しました（図❹）。
　当日はビデオで録画をしながら治療を行い、治療後は歯科医師が録画した映像をモニターに映して治療内容の説明を行いました（図❺）。このことで患者の疑問は解決し、また歯科治療そのものおよびインプラント治療に対する精神的なトラウマも改善しつつありました。インプラントが動揺している問題は解決しましたが、装着しているインプラントの上部構造は歯肉縁下のセラミックスが破折しており、将来歯肉縁下で細菌感染してインプラント周囲炎になる可能性があるので、再製したほうがよいと説明しました。次の問題点として、インプラントの周囲に十分な骨と、角化歯肉がないことが挙げられると説明しました（図❻）。この問題を解決するには、外科手術が必要なことを説明しました。

CHECK POINT!

患者がもつインプラントへの不安を精神的サポートで解決する。

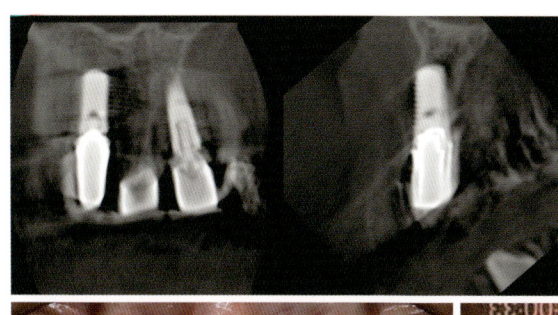

図❻ インプラントの周囲に十分な骨および角化歯肉がない

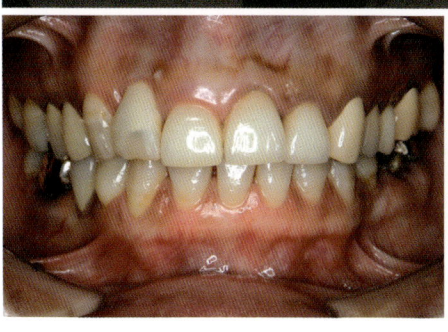

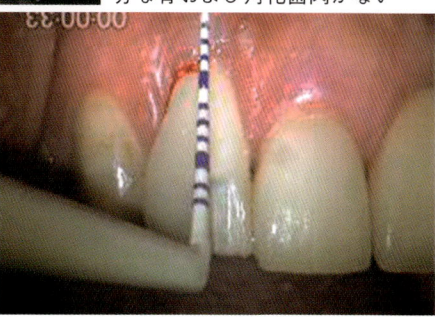

✦ 取り扱う部品の管理

　上部構造再製のため、印象採得を行うことになりました。初診時にX線写真と参考書でフィクスチャーの検討はつけていましたが、断定できたわけではありませんでした。そこでメーカーに直接電話をかけ、担当者にこれまでの経緯を説明しました。担当者いわく、「患者のデンタルX線写真と上部構造を外したときのフィクスチャーの形態がわかる口腔内写真と、取り外した上部構造のアバットメント部分の写真をメールで送ってもらえれば、ほぼ種類の判断が可能」とのことだったので、すぐに3つの写真を送信して返事を待ちました。数分後、インプラントは自社のもので間違いないという連絡があり、種類の確定ができました。

　しかし、当診療所には患者の口腔内に埋入されているインプラントに合うインプレッションポストがなかったので、部品の注文を行いました。その他にも必要な部品があるのかを尋ね、印象当日に不備をなくすための準備と治療手順の確認を行いました。また、購入した器具の紛失を防ぐために、部品が届いた日にスタッフ全員にその旨を報告し、保管場所の周知徹底を行いました。

CHECK POINT!

メーカーから取り扱う部品についての情報収集を行う。

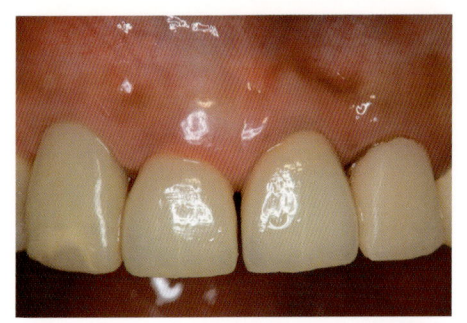

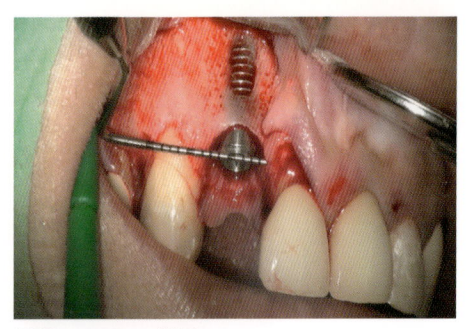

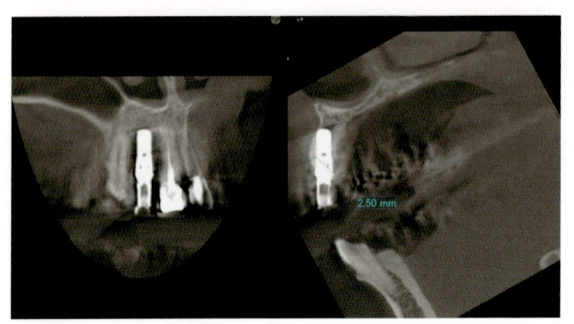

図❼ 審美性と機能性を考慮した上部構造を作製し、装着した

図❽ GBRの様子

図❾ 毎月CT撮影を行い、骨の再生を確認した

問題点の解決

　無事に印象採得が終了し、審美性と清掃性を考慮した上部構造をセットしました（図❼）。約1ヵ月後にインプラント周囲の骨造成を図るための外科処置を行い（図❽）、抜糸が終了した後は1ヵ月に1度CTを撮影して骨の再生を確認しました（図❾）。そしてGBRから約4ヵ月後、失われた軟組織の再建を図るための外科処置を行いました（図❿⓫）。いずれの手術も、術後は3～5日ごとに消毒と清掃を行い、歯周組織の管理を行いました。今後は移植した歯肉が安定したら、インプラントの上部構造を最終補綴物に交換する予定です。

　他院で装着したインプラントを管理するためには、インプラント体および上部構造がどのような形態をしているのかをよく観察し、万が一トラブルが起きてしまったときのための対処法を調べておく必要があります。医院で取り扱っていないインプラントの場合は、新たにドライバーやインプレッションポスト等の部品を注文しなければなりませんが、古いタイプのものだと販売していないこともあります。また、インプラントの種類によっては在庫が少ないために納期が遅れることもあるので、患者のアポイントをとる際にも注意が必要です。これらのことを念頭におき、メーカーの連絡先をカルテに記載する、カタログを取り寄せて部

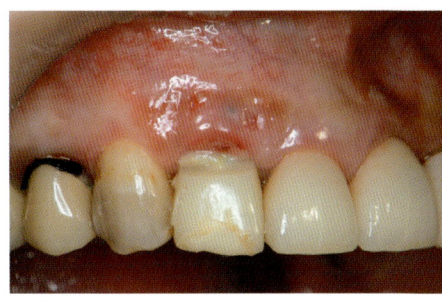

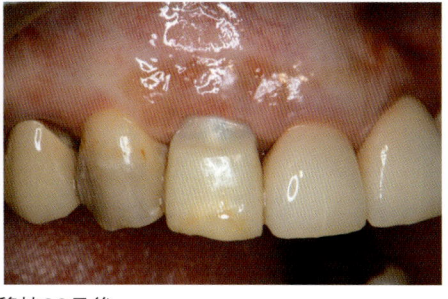

図⓾　左：結合組織移植翌日。右：結合組織移植20日後

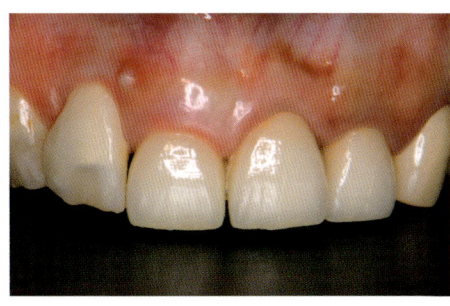

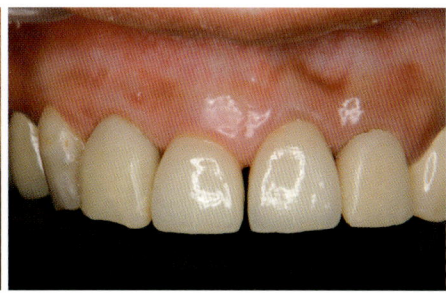

図⓫　左：初診時。右：現在。初診時と比較し、2|の歯肉の厚みが増している

品のチェックを行う、どうしても手に入らない場合は前医に連絡をして部品が借りられるかの確認をとるなど、事前の対策を立てておくことで速やかに対応できます（**表❸**）。その結果、治療がスムーズに進み、大きなトラブルに繋がることが防げるでしょう。

表❸　他院で装着したインプラントの管理上の留意点

・メーカーの特定、上部構造の形態を確認する
・必要な部品が揃っているか調べる
・新たに部品を購入する場合は使用予定日までに納品可能か確認する
・新たに部品を購入した場合はスタッフ全員にその内容と保管場所の報告を行う

CHECK POINT!

インプラント体・上部構造をよく観察し、
トラブルが起こった際の対策を考えておく。

【参考文献】
1）簗瀬武史，他：このインプラントなに？．医歯薬出版，東京，2011．
2）和泉雄一，吉野敏明：インプラント周囲炎を治療する．医学情報社，東京，2009．
3）依田　泰，金田祐子：インプラント治療を成功に導くチームアプローチ．デンタルダイヤモンド社，東京，2008．
4）国際口腔インプラント会議：口腔インプラントの臨床．医学情報社，東京，1998．

10 トラブルの発見と対策

田中真喜（歯科医師）
Maki TANAKA

> インプラントには、オーバーロードやインプラント周囲炎といったトラブルが起こり得ます。そういったトラブルを見つけるためには何が求められるのか、またどういった対策を施せばよいのでしょうか。

◆ インプラントに起こるトラブル

1 オーバーロードとは

　オーバーロードとは負担過重とも呼ばれ、不適切な補綴設計などが原因でインプラントに過大な負荷がかかることをいいます[1]。インプラントへのオーバーロードによって起こる偶発症としては、オッセオインテグレーションの喪失、アバットメントスクリューの緩みや破折、フィクスチャーの破折、フレームワークの破折などが挙げられます（図❶❷）。

2 インプラント周囲炎とインプラント周囲粘膜炎の違い（表❶）

　歯周病と同様に、プラークなどの細菌感染によって発症する炎症です。インプ

図❶　オーバーロードによるオッセオインテグレーションの喪失。インプラント周囲にX線透過像を認める

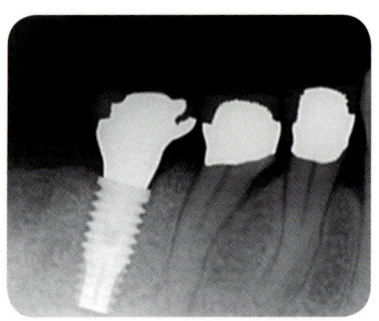

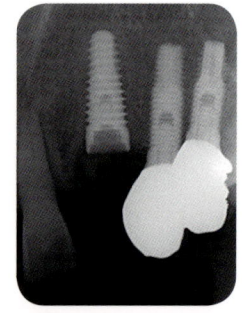

図❷　オーバーロードによるアバットメントスクリューの破折

ラント周囲粘膜に炎症が限局するものを「インプラント周囲粘膜炎」といい、可逆性の病態です。一方、オッセオインテグレーションを喪失して組織破壊（骨吸収など）が進行したものを「インプラント周囲炎」といいます。インプラント周囲炎は不可逆性の病態であり、天然歯のような脈管系がないインプラント周囲に骨の再生を促すことはとても困難です。重度のインプラント周囲炎に罹患した場合には、フィクスチャーの撤去が必要となるため、インプラント周囲粘膜炎の段階で感染源の除去を行うことが重要です[2]。

3 インプラント周囲に起こるトラブルの典型例

インプラントのトラブル典型例を図❸～❼に示します。

CHECK POINT!

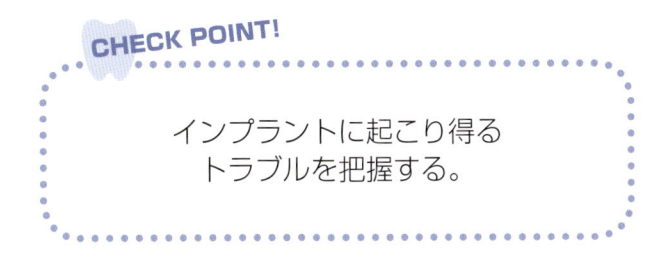

インプラントに起こり得る
トラブルを把握する。

表❶　インプラント周囲炎とインプラント周囲粘膜炎の違い[2]

	インプラント周囲粘膜炎 peri-implant mucositis	インプラント周囲炎 peri-implantitis
天然歯との比較	歯肉炎	歯周炎
進行	可逆性	不可逆性
出血（BOP）	＋	＋
排膿	＋/－	＋
骨吸収	－	＋
動揺	－	骨破壊が大きい場合 ＋

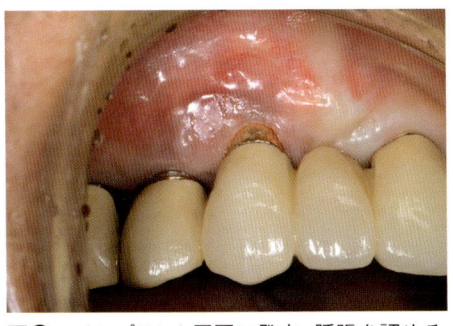

図❸　インプラント周囲に発赤・腫脹を認める

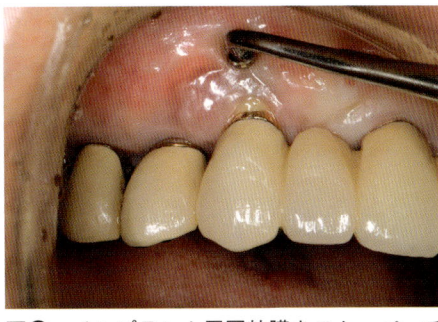

図❹　インプラント周囲粘膜をストッパーで圧迫すると排膿を認める

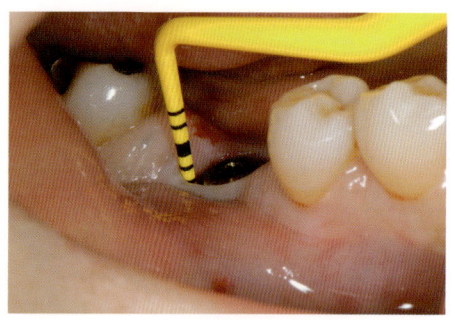

図❺　インプラント周囲に深いポケットが存在する

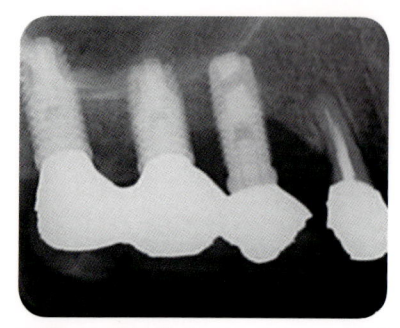

図❻　X線所見でインプラント周囲に骨吸収を認める

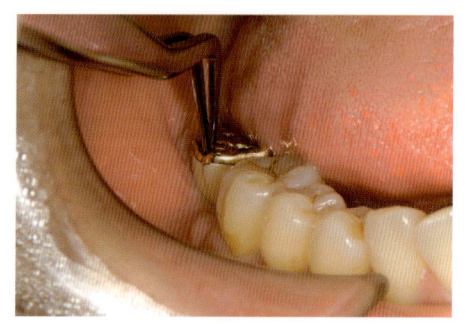

図❼　インプラントが動揺する。スクリューの緩みとフィクスチャーのディスインテグレーションの2つの原因が考えられる

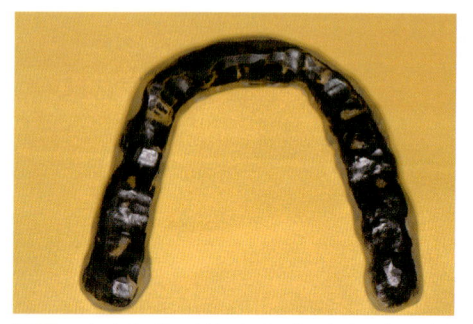

図❽　ナイトガードによりブラキシズムの過負担を防ぐ

✦ トラブルへの対策

1 オーバーロードへの対策

- フィクスチャーの追加埋入を行い、咬合支持数を増大することによりフィクスチャーにかかる咬合力を分散する
- ナイトガードを装着し、夜間のブラキシズムによる過負担を防止する（図❽）

　スタビライゼーションタイプに調整し、側方運動時には臼歯部に負担がかからないように調節します。ナイトガードの咬合面をインクで塗りつぶし、ブラキシズムの跡がわかりやすいようにすると、患者自身も目でブラキシズムを確認することができるため、ナイトガードの装着の重要性を理解してもらいやすくなります[3]。

- 上部構造を変更する

　上部構造の材質や構造を変更し、上部構造のチッピングを防止します。

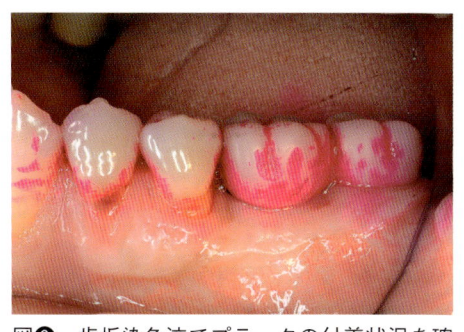

図❾ 歯垢染色液でプラークの付着状況を確認する

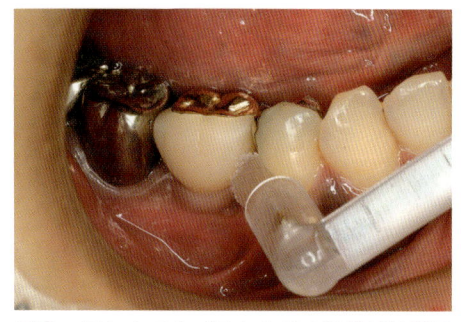

図❿ ワンタフトブラシなどの清掃補助器具の使用も考える

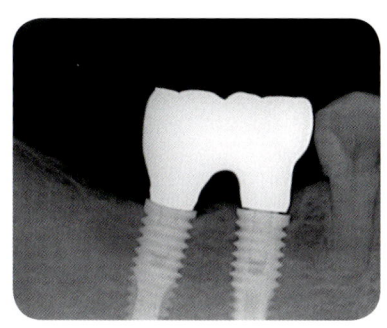

図⓫ 6̲相当部の上部構造に適合不良を認める。このままの状態だとプラークが溜まり、歯肉の炎症を惹起させるだけでなく、アバットメントスクリューの破折などのトラブルに発展しかねない

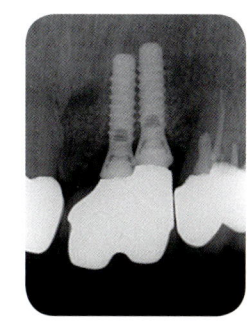

図⓬ インプラント埋入ポジションが不適切なため、上部構造が浮いてセメンティングされている

2 インプラント周囲粘膜炎への対策

●口腔清掃の再指導

　プラークが停滞している場合には、歯垢染色液で染め出しを行い、プラークの付着状況を患者本人に目で確認してもらいます。そのうえで、歯ブラシだけでは清掃が困難な場合は、ワンタフトブラシなどの清掃補助器具の再提案を行います（図❾❿）。

●上部構造の適合状態の確認

　上部構造に浮き上がりなどの適合不良があると、プラークの停滞を招き炎症を惹起します。上部構造装着時には、毎回必ずX線写真で適合状態を確認する必要があります（図⓫⓬）。

●薬液による消毒

　薬液による消毒は、インプラントサルカス内のイリゲーションや、スーパーフ

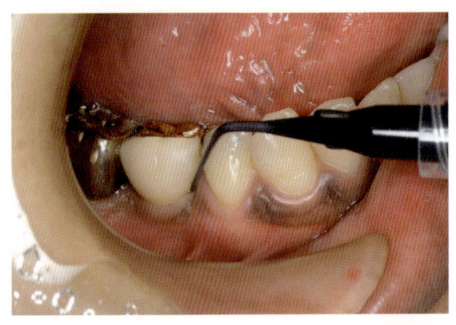

図⓭　薬液によるイリゲーション。金属汚染の観点からニードルの先端もステンレス製のものではなく、プラスチック製のものを選ぶほうが好ましい

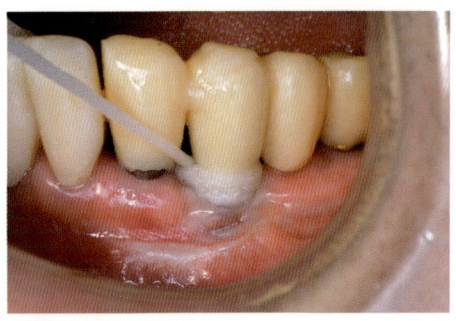

図⓮　薬液を満たしたスーパーフロスを歯頸部に巻きつけて擦ることで、プラークを除去する

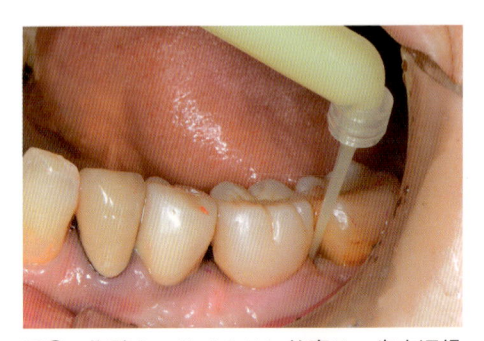

図⓯　塩酸ミノサイクリン軟膏は、歯肉辺縁から少し溢れ出るくらいが適量である。強圧で注入すると痛みの原因となるため、注入圧力には注意が必要である

ロスに薬液を塗布し擦過する方法があります（図⓭）。この際、使用する薬剤には十分な配慮が必要です。ヨード製剤はチタン表面を腐食させてしまうため、使用禁忌です（図⓮）。

● 局所抗菌療法

　インプラントサルカス内に塩酸ミノサイクリン軟膏の貼薬や抗菌光線力学療法（a-PDT）[3]を行い、細菌の減少を図ります（図⓯⓰）。

● 補綴物の形態修正

　上部構造を外し、プラークの停滞しにくい形態に修正し再度装着します（図⓱）。歯肉の炎症が強い場合には、炎症が消退するまで上部構造を外し、ヒーリングアバットメントに交換してから再装着する場合もあります。

　セメント固定式の上部構造の場合、セメントの取り残しによりインプラント周囲に炎症が起こる場合があります。セメントを水溶性セメントへ交換したり、ス

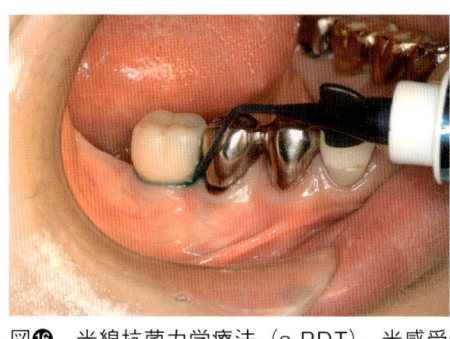

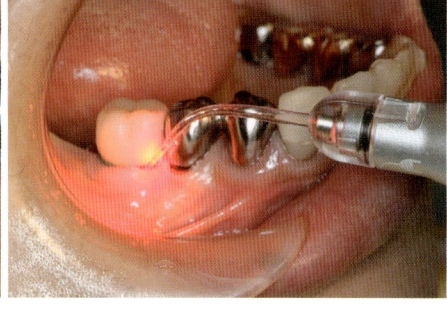

図⓰ 光線抗菌力学療法（a-PDT）。光感受性物質をサルカス内に注入し、光を照射することにより抗菌効果が得られる

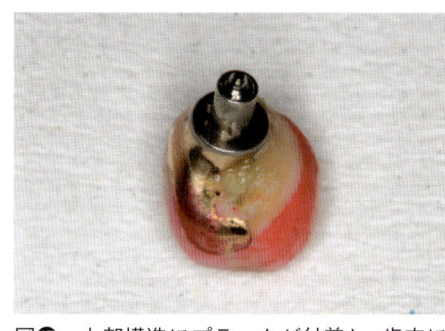

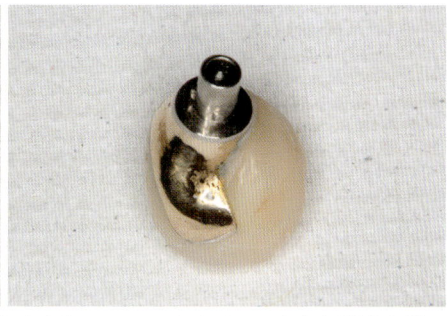

図⓱ 上部構造にプラークが付着し、歯肉に炎症を起こしていたため、一度上部構造を外し、消毒、形態修正、研磨を行い、再度口腔内に装着した

クリュー固定式の上部構造に変更して対応します。

● 角化歯肉の獲得

　天然歯では、補綴物のマージン部の歯肉の安定性を獲得するためには、3mm以上の付着歯肉が必要とされています[5]。2mmの遊離歯肉と3mmの付着歯肉、合計5mmの角化歯肉が最低必要です。インプラント周囲にも最低5mmの角化歯肉が必要であり、角化歯肉が存在する利点としては次の7点が挙げられます[6]。

①歯槽粘膜の動きを緩衝する
②遊離歯肉の過度な動きを防ぐ
③印象採得を容易にする
④ブラッシングなどの機械的刺激に耐える
⑤インプラントのスレッドが露出した場合、ブラッシングの刺激からインプラント体を守るうえで有利である
⑥歯肉の厚みを一定に維持できる
⑦清掃性が向上し、メインテナンスが行いやすくなる

インプラント周囲に十分な角化歯肉が存在しない場合には、結合組織移植や遊離歯肉移植を行い、角化歯肉の獲得を行います（図⓲）。

3 インプラント周囲炎への対策

● CISTの分類（累積的防御療法）

図⓳は、MombelliとLangが1998年に提唱したインプラント周囲炎に対する治療のフローチャートです[7]。プロービング値、プラークの有無、BOPの有無、骨吸収の有無で治療法を選択します。以下に再生療法（図⓴〜㉒）、およびインプラント除去（図㉓〜㉘）の症例を示します。

4 術後トラブルを回避

インプラント周囲炎を起こさないためには、術前の十分な診査と、オーバーロードやインプラント周囲炎の原因となり得る要因をしっかりと術前に治療しておく

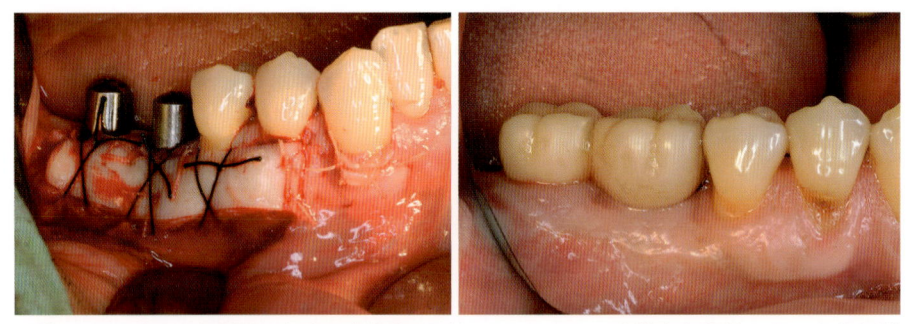

図⓲　インプラント周囲に十分な角化歯肉がなかったため、遊離歯肉移植を行い角化組織を獲得した。術後5年、良好な経過を辿っている

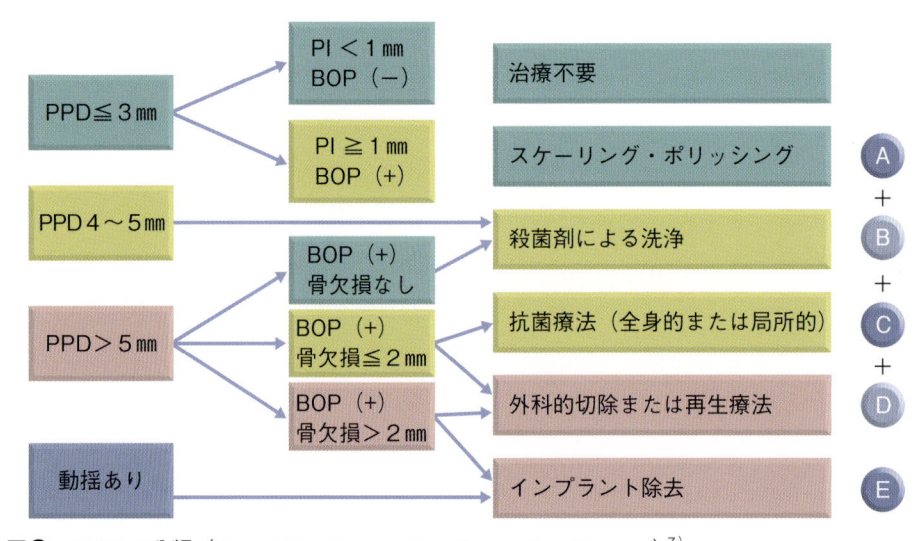

図⓳　CISTの分類（Cumulative Interceptive Supportive Therapy）[7]

ことが重要です。また、定期的なメインテナンスを行い、トラブルを未然に回避する、もしくは可逆的な段階で治療介入し、重症化させないことも重要です。

そのためには、インプラントの成功基準を熟知し、基準を満たすための治療計画の立案し、メインテナンス時においては基準（表❷）が満たされているか否かを常に判断する必要があります。

表❷ トロント会議における基準（1998）[1]

1	インプラントは患者と歯科医師の両者が満足する機能的、審美的な上部構造をよく支持している
2	インプラントに起因する痛み、不快感、知覚の変化、感染の徴候などがない
3	臨床的に検査するとき、個々の連結されていないインプラントは動揺しない
4	機能開始1年以降の経年的な1年ごとの垂直的骨吸収は0.2mm以下である

再生療法

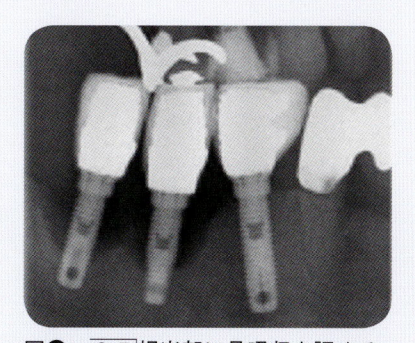

図⑳ 6 5 相当部に骨吸収を認める

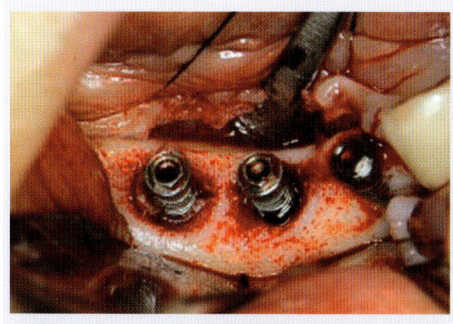

図㉑ フラップを剥離翻転するとフィクスチャー周囲に骨吸収と不良肉芽を認める。エルビウムレーザーでデブライドメント後、骨欠損部に骨補塡材を塡入した

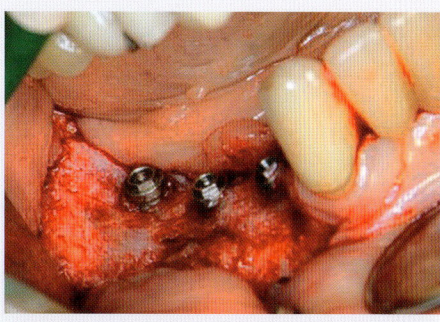

図㉒ 術後10ヵ月リエントリー。骨欠損部は骨様組織で満たされている

インプラント除去

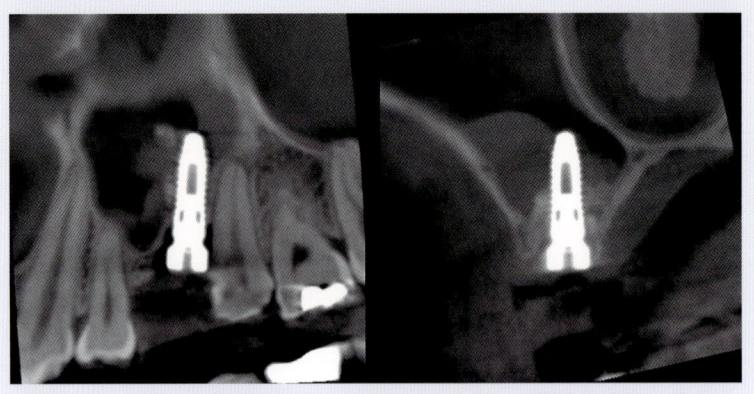

図㉓ インプラント周囲の骨吸収が進行し、先端は上顎洞を穿孔している

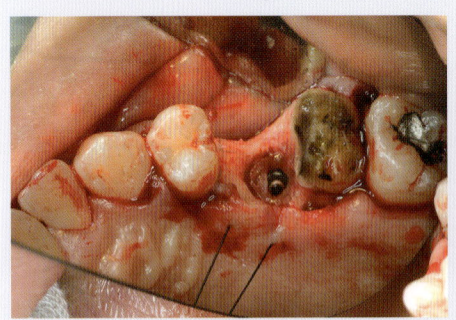

図㉔ フラップを剥離翻転すると、フィクスチャー周囲に不良肉芽を認める

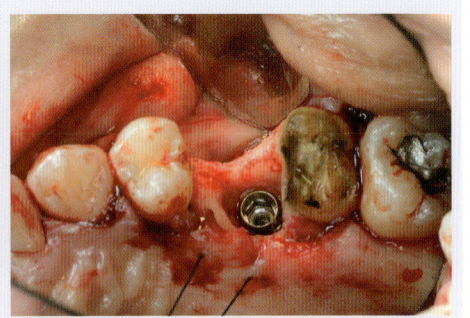

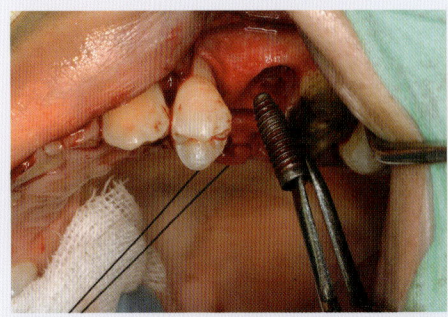

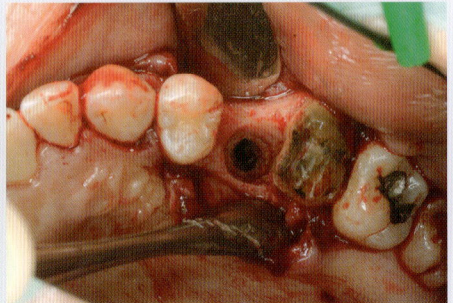

図㉕ 不良肉芽を除去すると、フィクスチャー周囲は骨吸収を起こし、オッセオインテグレーションが喪失していた

図㉖ フィクスチャーを撤去すると、上顎洞へのパーフォレーションを認めた

インプラント除去

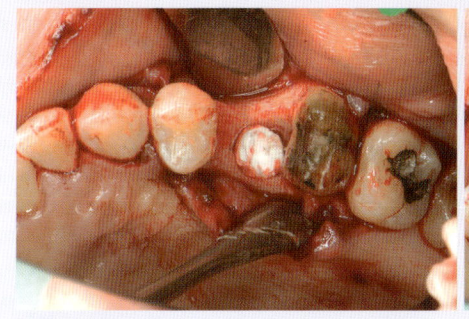

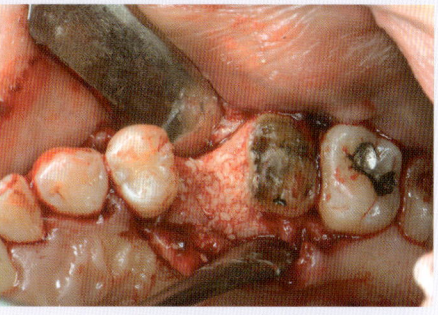

図㉗　肉芽を十分に掻爬した後に、吸収性メンブレンで上顎洞を閉鎖し、骨造成を行った

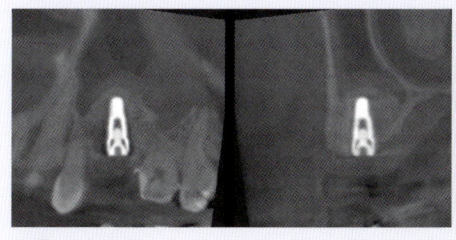

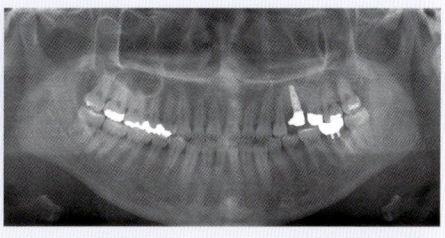

図㉘　その後、サイナスリフトと同時にインプラントの再埋入を行い、良好な経過を辿っている

> **CHECK POINT!**
> インプラントの成功基準を
> 熟知しておくことが
> トラブルの回避や早期発見に繋がる。

【参考文献】
1）水上哲也（監）：インプラント治療はチームアプローチ．医歯薬出版，東京，2009．
2）和泉雄一，吉野敏明（編）：インプラント周囲炎を治療する．医学情報社，東京，2012．
3）吉野敏明，V.Benhamou："光殺菌"歯周治療入門．医学情報社，東京，2011．
4）加藤 熙，押見 一，池田雅彦（編）：ブラキシズムの基礎と臨床．ヒョーロン，東京，1997．
5）Nevins M: Attached gingiva-mucogingival therapy and restorative dentistry. Int J Periodontics Restorative Dent, 6(4): 9-27, 1986.
6）小野善弘，他：コンセプトをもった予知性の高い歯周外科処置．クインテッセンス出版，東京，2001．
7）Mombelli A, Lang NP: The diagnosis and treatment of peri-implantitis. Periodontol 2000, 17: 63-76, 1998.

11 メインテナンスのための上部構造の変更

髙橋優子（歯科衛生士）
Yuko TAKAHASHI

インプラントが長期にわたって良好な経過を保つためには、外科手術の成功はもちろんのこと、治療後のメインテナンスが欠かせません。しかし、上部構造が清掃困難な形態だと、インプラントの周囲にはプラークが停滞し、インプラント周囲粘膜炎やインプラント周囲炎を発症してしまう可能性もあります。とくにメインテナンスに携わることの多い歯科衛生士は、患者の口腔内に入っているインプラントの上部構造の形態や特徴、その清掃方法を把握する必要があります。また、歯科技工士は機能性と清掃性および審美性を考慮した上部構造を作製する必要があり、歯科医師、歯科技工士、歯科衛生士の三者が連携しながらチーム医療を進めていくことが重要です。しかし、機能性・清掃性・審美性を考慮した最終上部構造をセットしても、歯の摩耗やブラキシズム等で咬合状態には必ず変化が起こることや、咬合力による上部構造の破折等の問題も考慮する必要があります。また、不動性のインプラントに対し、天然歯は自然に近心移動するため、経年的には天然歯の近心移動によるコンタクトの開きが起こる可能性があることも念頭におくべきです。さらに患者のストレスやモチベーションの低下によりプラークコントロールが不良になる等の問題が発生する場合には、上部構造の形態修正、あるいは再作製を行う必要があります。ここでは実際に上部構造の形態修正を行い、メインテナンスのしやすいインプラント形態にした症例を紹介します。

◆ メインテナンスのしやすいインプラント形態に変更した症例

　患者は64歳、男性。2013年9月に当診療所にて7̅にインプラントを埋入し、最終補綴物を装着した後、メインテナンスへと移行しました。最終上部構造を装着してから4ヵ月が経過したころ、食事のたびにインプラントと隣在歯間に物が

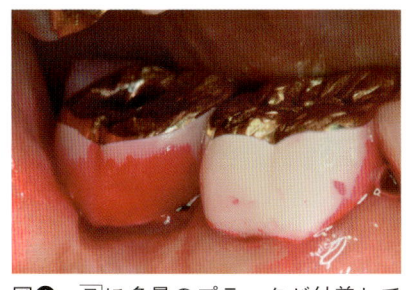

図❶　7̲に多量のプラークが付着している

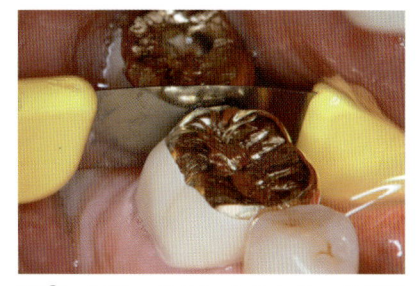

図❷　110μmのコンタクトゲージが抵抗なく通った

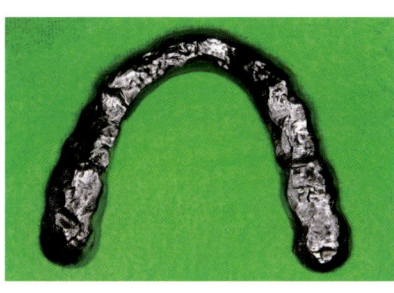

図❸　大きなストレスを抱えている患者には、ブラキシズム防止のため、ナイトガード装着を勧める

挟まるようになってきたとの相談を受けました。口腔内を観察すると、7̲にはプラークが多量に付着しており、歯垢染色液を用いて染め出しを行うと、歯面全体にプラークが付着していました（図❶）。次にコンタクトゲージを用いて食片圧入の診査を行いました。最終補綴物のセット時は近心のコンタクトを50μmに調整していましたが、数ヵ月の間に110μmのコンタクトゲージが抵抗なく入るほどの隙間があいていました（図❷）。

1 原因の把握

患者は咬合力が強く、睡眠時のブラキシズムも強いため、治療開始時よりナイトガードの装着を指示していました。しかし、歯の移動が急速に起こったことに疑問をもったので、日常生活に変化はなかったか問診を行ったところ、患者は1ヵ月前から膨大なストレスを抱えており、睡眠時間も十分にとれず、ナイトガードも装着していなかったとのことでした。

2 問題点の解決方法

食片圧入の問題を解決するには一度上部構造を外して、口腔外でコンタクトの調整を行う必要があると担当医が説明を行いました。また、今回コンタクトがあいた理由は、心因性のストレスによりブラキシズムが普段よりも強くなり、その結果として天然歯が移動してしまったのだと説明しました。さらに、人間はストレスを感じているときほどブラキシズムが強くなる傾向があるので、ナイトガード装着の必要性を再度説明しました（図❸）。

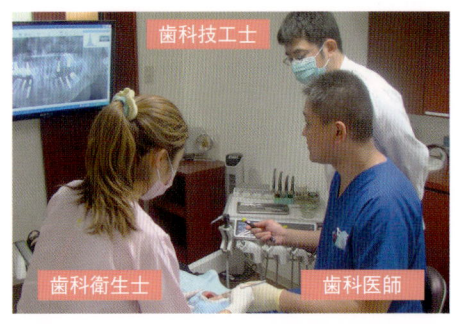

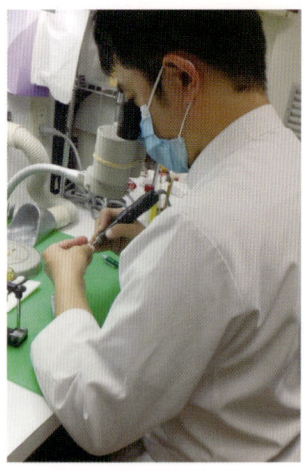

図❹　歯科技工士が歯科医師の治療を見て、そのうえで詳細な技工内容の指示を受ける

図❺　歯科医師の指導のもとで、歯科技工士が調整を行う

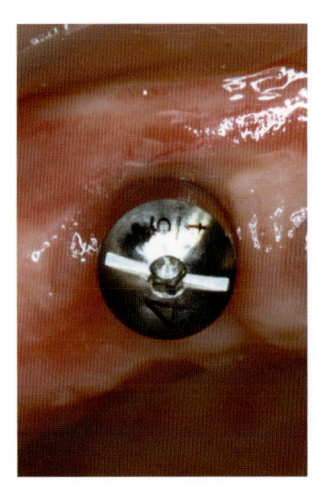

図❻　技工操作中はヒーリングアバットメントを装着する

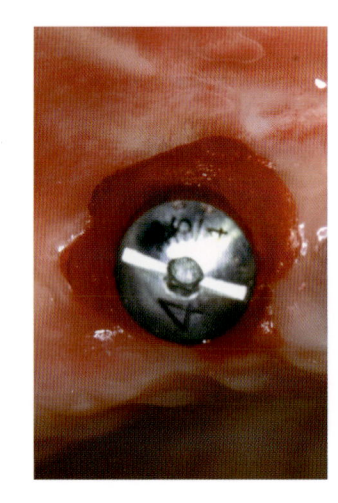

図❼　マージン部分の歯肉が変形しないように、即時重合型レジン等で防止する

3 当診療所が実践している上部構造の変更を行うまでの手順

　上部構造を外す前に、どこの部位にどの程度の調整が必要なのかを把握します。当診療所では、院内歯科技工士が歯科医師の治療を見て、調整度合の確認を行っています（**図❹**）。さらに歯科医師が具体的な指示を出したうえで、歯科技工士は技工操作を開始します（**図❺**）。インプラントはアバットメントを外すと、短時間でフィクスチャー周囲の粘膜が覆い被さり、歯肉の形態が変わってしまうため、技工操作が終了するまでは一時的にヒーリングアバットメントを装着します（**図❻**）。それでも隙間があく場合は、即時重合型レジン等をマージン部分に流し込み、歯肉の形態が変化してしまうのを防止します（**図❼**）。万が一この手順を飛ばしてしまうと、後で上部構造を口腔内に戻すときに、患者に痛みを与えてし

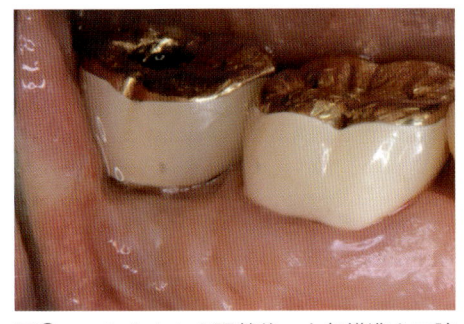

図❽ コンタクトを調整後、上部構造を口腔内へ戻した

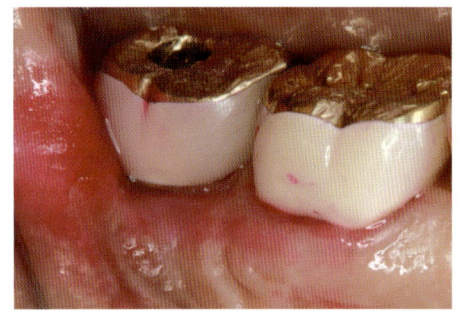

図❾ 形態修正1週間後。口腔清掃状態は良好である

まうので細心の注意が必要です。技工操作の所要時間は上部構造の材質によって異なりますが、長時間になる場合は患者に終了時刻の目安を伝えておくとよいでしょう。

4 形態修正後、口腔内へ上部構造を戻す

歯科技工士は歯科医師の指示のもと、上部構造の形態修正を行いました。近心のコンタクトを調整した後、再度口腔内に戻しました（図❽）。

5 後日清掃状態の確認、問題なければメインテナンスへ

形態修正から1週間後、食片圧入は改善されたか問診を行ったところ、食べ物が挟まることはなくなり、食事中の不快感もなくなったとのことでした。また、清掃状態の確認をするため染め出しも行いましたが、プラークの付着はなく、咬合にも問題がなかったため、メインテナンスへ移行しました（図❾）。現在も良好な経過を辿っています。

● ● ●

インプラントが長期にわたって良好な経過を保つためには、定期的なメインテナンスが必要不可欠です。しかし、メインテナンスを行うにあたり、患者の咬合状態や清掃状態によって、インプラントの上部構造の形態修正が必要な場合もあります。

CHECK POINT!

患者が抱えるストレスを踏まえたうえで
上部構造の形態修正を行う。

【参考文献】
1）赤川安正，他：インプラント補綴・現在の臨床的到達点．クインテッセンス出版，東京，2000．

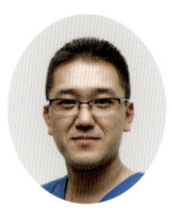

吉野敏明さんからメッセージ

これまで、自院でのインプラントの管理のための本はたくさんありましたが、他院で手術や装着をされたインプラントの管理の本はありませんでした。ぜひトラブルシューティングにお役立てください！

田中真喜さんからメッセージ

インプラント治療はチームで取り組むことが成功の秘訣だと考えています。当診療所で実践しているチームアプローチのエッセンスがたくさん載っていますので、本書が歯科医師・歯科衛生士・歯科技工士の共通認識を作る助けになれば嬉しいです。

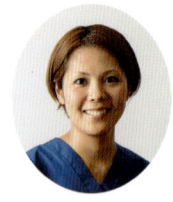

巻島由香里さんからメッセージ

インプラント治療には、診療に携わるすべてのスタッフ間の連携がとても大切だと思います。この本が皆様のお役に立てれば嬉しいです。

田中良枝さんからメッセージ

この本が皆様のインプラント治療の助けとなれば嬉しいです。

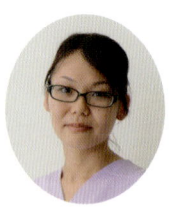

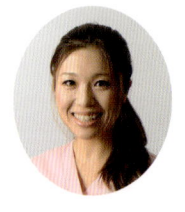

髙橋優子さんからメッセージ

インプラント治療に携わっている方も、これからインプラント治療に携わる方にも、ぜひ読んでいただきたい本です。皆様のお役に立てることを願っています。

田島祥子さんからメッセージ

この本を糧にして、皆様と一緒にインプラント治療をよりよくしていけると信じています。

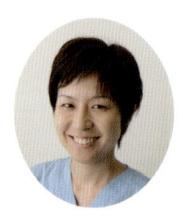

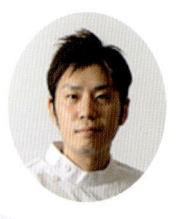

青柳 晃さんからメッセージ

この本が皆様のチーム医療の架け橋になれれば幸いです。

あとがき

　現在は、従来の補綴治療のように、他院で治療したインプラントのメインテナンスや再治療をすることも当たり前のように行われつつあります。インプラントは自費治療であり、通常、埋入と開窓の2次手術のため、外科処置を2回以上することもよくある治療であり、できれば医療倫理上も経済的にも再治療を行いたくない治療であるはずです。しかし、残念なことにインプラント周囲炎を含め、従来の歯科の"やり直しの治療"と同じような轍を踏みつつあるようです。もちろん、歯科医師と歯科衛生士、そして歯科技工士が連携し、長期的な安定を目指すことが最も重要です。そのうえで現実に起こっていることに対処することも、われわれ医療従事者にとっては重要です。

　インプラントにおけるトラブルに関しては、インプラント治療に先行して行われる適切な歯周治療、そして外科処置を含む適切なインプラント治療に対する診断と治療計画の立案および最終上部構造作製のためのプロビジョナルレストレーションを用いた模索が重要であり、またトラブルの最も簡便な解決方法です。そして、インプラントの印象・装着などでエラーが起こらないように、歯科衛生士・歯科技工士が歯科医師と同等の知識と技術を有し、一連の治療の流れに習熟することを目指し、本書を編著しました。

　インプラント周囲炎に対しては、山本敦彦先生と私がエルビウムレーザーを用いた再生治療を開発・発展させ、海外を含むトップクリニシャンに紹介するのみならず、さまざまなエビデンスを海外の一流雑誌にも掲載し、われわれの方法がその解決のための最もよい方法として認められつつあります。しかし、本術式は再生治療を含む歯周外科を習熟しているのみならず、レーザー治療に関する知識と技術の習熟も必須なため、まだ一般臨床家が誰でも取り組める術式でないのが現実です。そのため、重篤なインプラント周囲炎になる前に歯科衛生士を含む臨床家ができるだけ早い時点で発見し、従来の歯周疾患以上に早期発見と早期治療が重要です。とくに、プラークの停滞を招く上部構造の変更やインプラント周囲粘膜炎での治療は極めて容易であり、誰でも実践可能であるからです。本書は、これらを多くの歯科衛生士・歯科技工士、そして歯科医師が遂行できるように編著したと自負しています。

　他院での装着を含むインプラントをきちんと管理することが、歯科医療界の地位向上に繋がることは間違いありません。本書がその一助となれば、執筆者一同幸いです。

2014年6月　吉野敏明

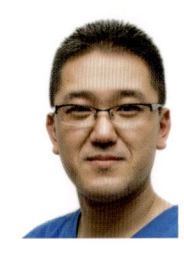

● 編著者略歴

吉野敏明（よしの　としあき）

1993年	岡山大学歯学部卒業、東京医科歯科大学歯学部歯科保存学第二講座（歯周治療学）
1999年	日本歯周病学会　歯周病認定医（現専門医）
2002年	AAP（アメリカ歯周病学会）　International Member
2003年	日本臨床歯周病学会　理事
2004年	日本臨床歯周病学会　指導医
2007年	AO（アメリカインプラント学会）　Active Member
2008年	日本歯周病学会　指導医
2010年	歯学博士取得（東京医科歯科大学）
2011年	日本歯周病学会　評議員
2012年	ペリオウェイブ臨床研究会　代表

所属学会　：　日本歯周病学会、日本臨床歯周病学会、Academy of Osseointegration、American Academy of Periodontology 他

受賞歴　：　日本レーザー歯学会優秀研究発表賞、Osseointegration Japan 最優秀発表賞、11th International Symposium on Periodontics & Restorative Dentistry Poster session 2nd Award 受賞

他役職　：　JIADS講師、新潟大学歯学部非常勤講師、昭和大学兼任講師

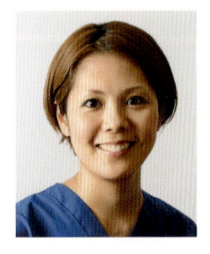

田中真喜（たなか　まき）

2003年	日本歯科大学卒業、東京医科歯科大学歯周病学分野入局
2006年	吉野歯科診療所　歯周病インプラントセンター勤務
2007年	アメリカ歯周病学会　International Member
2008年	日本歯周病学会　専門医
2009年	日本臨床歯周病学会　学術委員
2010年	日本臨床歯周病学会　認定医
2013年	日本臨床歯周病学会　理事

所属学会　：　日本歯周病学会、日本臨床歯周病学会、American Academy of Periodontology

ドクター スタッフ 「＋患者」の インプラントメインテナンス

発行日	2014年7月1日　第1版第1刷
編　著	吉野敏明　田中真喜
発行人	湯山幸寿
発行所	株式会社デンタルダイヤモンド社
	〒101-0054 東京都千代田区神田錦町1-14-13
	錦町デンタルビル
	電話＝03-3219-2571㈹
	http://www.dental-diamond.co.jp/
	振替口座＝00160-3-10768
印刷所	株式会社エス・ケイ・ジェイ

ⒸToshiaki YOSHINO, 2014

落丁、乱丁本はお取り替えいたします

●本書の複製権・翻訳権・上映権・譲渡権・公衆送信権（送信可能化権を含む）は、㈱デンタルダイヤモンド社が保有します。

● JCOPY 〈㈳出版者権管理機構　委託出版物〉
本書の無断複写は著作権法上での例外を除き禁じられています。複写される場合は、そのつど事前に㈳出版者著作権管理機構（TEL：03-3513-6969、FAX：03-3513-6979、e-mail：info@jcopy.or.jp）の許諾を得てください。